医療系データのとり方・まとめ方

第2版

対馬栄輝・石田水里 著

東京図書

◆本書では，IBM SPSS Statistics 27 を使用しています．

SPSS 製品に関する問い合わせ先：

〒 103-8510　東京都中央区日本橋箱崎町 19-21

日本アイ・ビー・エム株式会社　クラウド事業本部 SPSS 営業部

Tel.03-5643-5500　Fax.03-3662-7461

URL http://www.ibm.com/analytics/jp/ja/technology/spss

第 2 版刊行にあたって

　本書は，データをとる際の扱い方と分散分析のなかでよく用いられる解析手法を解説しています．SPSS のバージョンアップに伴って，主に図を改訂し第 2 版刊行に至りました．

　統計解析に関する相談として分散分析に関する内容は最も多い印象があります．1 元配置分散分析や反復測定による分散分析は比較的簡単に理解できるのですが，それ以上になると予想を超えた別世界になります．近年の統計解析では多変量解析と並んで多用される手法ですが，誰でもいつでも簡単に使える，という解析法ではないと思います．

　分散分析は範囲が広く，それぞれに奥が深く，かなり難解でデータ解析の観点からは適用が未だ明らかにされていない手法もあります．私自身も未知の部分がありますので，初学者であればなおさらだと思います．本書を確認して改めて，なかなか難しいところもあると感じました．できるだけ簡単に記載したかったのですが，どうしても避けられない部分がありました．

　この理由としては，統計ソフトの進歩・普及によって，現実の複雑な事柄によりふさわしい複雑な統計解析が利用できるようになったためと考えます．しかし，現実から遠のいていっている印象を強く感じます．確かに，現実に見合うように統計解析が発展しているのに，現実とは離れていっているという点は矛盾します．

　理由はそれほど難しくありません．我々のデータ解析に対する認識を改めなければ，永遠に解決できないのです．「データを統計ソフトに入力して，よくわからないけど書いてあるままに操作したら結果が出た．では，どこをみたらいいのか？」というやり方は，最も手っ取り早い解決法ですが，その一歩先も考えるようにすればよいと思います．一通りの解析結果を出す過程は見よう見まねで十分ですが，データの訴えを表現する工夫も考える必要があります．どうやってデータを集めたのか振り返り，検定結果の p 値に加えて，記述統計値

の特徴・変化，グラフの観察を通して時間をかける探索作業が非常に重要です．

　このたび東京図書編集部の松井 誠 氏によるご協力ご助言を頂いて第 2 版出版に至ることができ，感謝申し上げます．読者の皆様にとってお役に立てたら何よりと願っています．

2021 年 3 月

対馬　栄輝

序　言

．．

　データをとるということは，簡単なように思えて意外と面倒です．言葉ではランダムサン
プリングといっても，そう簡単ではないでしょう．だいいち，人為的にデータをとるわけで
すから"ランダム"となることは，ほとんどないと思います．データのとれる限界は決まっ
ているわけです．もちろん，ランダム割り付けにおいても同様です．理論を突き進めると，
いろいろと非現実的なことに突き当たります．

　臨床で扱うデータは理論通りにはいかないのだから，はじめから理論は関係ない，ともい
ってられません．理論を押さえた上で臨床データの注意点を確認し，いかに質の良いデータ
をとるか事前計画し，理想通りにはとれなかったデータを評価することは必要不可欠です．
その繰り返しによって，次第にデータの質は改善されます．

　本書を書くきっかけは，もっとデータのことを考えて欲しいという願いからです．私も最
近までは"統計解析信者"の１人でした．より優れた，より適切な解析手法を適用するのが
データ解析の要と思っていました．しかし，グラフを描く習慣を身につけたら"データは数
値そのものではなく，点と線で表現すると生きる．重要なことを訴える"と気付いたので
す．そうした経緯で，データをとる前の計画，とり方，とった後の評価ということの大切さ
を知り，基本的な内容ですが，本書で紹介することにしました．

　「データはとり終えている．統計解析がわからないだけだ」と言って数値の羅列を見せ，
解析方法の回答だけを要求する質問は非常に多いのですが「はたして，どうやってとられた
のだろうか？　なにか問題があるのではないだろうか？」と考えることがあります．解析が
思い通りにいけば「有意な差がありました」と喜びます．しかし，思い通りにいかないと，
グラフを描いたり平均を観察したり，様々と探索し始めます．それならばまだしも，別な解
析手法で有意差が出たから，手法を変えたという人もいるくらいです．データの質が良けれ

ばそれで良い，というわけでもありませんので，やはり統計解析の理解も重要です．

統計解析を行う上で，最もややこしいのが『分散分析』です．様々な種類があるので，みればみるほど「こっちの方法だろうか？　これではないだろうか？」と迷ってしまいます．こうしたことから，本書の後半では分散分析の手法に限定して解説しています．あくまで解析のためのマニュアルですが，困ったときに活用して下さい．分散分析の手法として，最近話題とされている線形混合モデルにも触れています．

データを生かすと大切なことが見えてくる．だから，どうやってデータを生かすべきかを考え続ければ，きっと優れたデータ解析手法が身につくはずです．良いデータのとり方を考えて評価して限界を押さえた上で，適切な統計解析を適用して解釈する，というのが"データ解析"の真髄だと思います．

さて，本書ではデータのとり方と分散分析に限定して述べています．基本的な知識や補足知識は説明不足の点がありますので，姉妹書『SPSSで学ぶ医療系データ解析』（東京図書）も参考にして頂けたらよいと思います．

使用する統計ソフトの選定には悩んだのですが，結局，ユーザーも多いSPSSを中心に使用して解説する形になりました．ときおり，Rコマンダーという無料の統計ソフトも使用しています．

今回の執筆は時間を要してしまいましたが，根気強く企画からお付き合いいただいた東京図書の平塚裕子氏，編集でお世話になりました柴田万希子氏には感謝申し上げます．

2013 年 2 月

対馬　栄輝

目 次

執筆分担

第 1 章～第 3 章・第 5 章～第 13 章	対馬 栄輝
第 4 章・第 11 章・第 12 章	石田 水里

本書を読む上で必要なもの

★本書の情報が掲載されている著者のホームページ

https://personal.hs.hirosaki-u.ac.jp/pteiki/research/stat3/text.html

★統計ソフトウェア

1）IBM SPSS（日本アイビーエム社） バージョンは問わないが，本書は Ver.27 で解析している

2）改変 R コマンダー（無料ソフト） 著者のホームページで配布している

https://personal.hs.hirosaki-u.ac.jp/pteiki/research/stat/R/

★解析用例題データ（上記アドレスでもリンクされている）

1）Microsoft Office Excel 2016 形式のファイル

http://personal.hs.hirosaki-u.ac.jp/~pteiki/research/stat3/sampledata.xlsx

※ Excel 97-2003 形式（拡張子が .xls）のファイルをダウンロードする場合は以下から

http://personal.hs.hirosaki-u.ac.jp/~pteiki/research/stat3/sampledata.xls

2）SPSS 形式のファイル（上記 Excel ファイルを変換したファイル）

http://personal.hs.hirosaki-u.ac.jp/~pteiki/research/stat3/sampledata_SPSS.zip

3）上記解析用例題データファイルをまとめてダウンロードする場合

https://personal.hs.hirosaki-u.ac.jp/pteiki/research/stat3/sampledata.zip

第1章 データとその性質

- ・データとは何か，を知る
- ・妥当性と信頼性の意味を知る
- ・正確度と精度の意味を知る
- ・データの尺度分類を知る

§1.1 データとは

　我々は，情報に埋もれて生活しているといっても過言ではない．テレビ，新聞，書籍といったメディアはもとより，インターネットを利用すれば，年代差，地域差というバリアを破って，誰しもが効率よく情報を得ることができるようになっている．

★『デジタル大辞泉』小学館より　あえて説明するまでもないが，念のために『情報』とは辞書★ によれば，

1. ある物事の内容や事情についての知らせ．インフォメーション．
2. 文字・数字などの記号やシンボルの媒体によって伝達され，受け手に状況に対する知識や適切な判断を生じさせるもの．
3. 生体系が働くための指令や信号．神経系の神経情報，内分泌系のホルモン情報，遺伝情報など．

と説明されている．この情報と深く関わるのがデータである．

それでは『データ』の意味も述べておこう★.

★こちらも『デジタル大辞泉』小学館より．

1. 物事の推論の基礎となる事実．また，参考となる資料・情報．
2. コンピューターで，プログラムを使った処理の対象となる記号化・数字化された資料．

と説明されているが，文中に"参考となる資料・情報"という用語が入っている．結局情報と同じことなのだろうか．

情報とデータには共通の部分があり，また情報はデータと異なる部分がある（図1-1）.

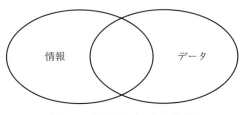

図1-1 情報とデータの関係

上で述べた辞書の意味をよく見比べると，データとは『単に記号化・数字化された資料』であり，情報は『データをもとに知識や適切な判断を生じさせるもの』である．たとえば，

20 10 50 30 20 10 20 30 20 20 30 30 30 40 40

という，何らかの物事を観察して記録した数値があるとする．この数字はデータである．このデータは，見ただけでは何を意味するかさっぱりわからない．ところが，今日，9：00〜12：00の間に店に来たお客の（見た目の）年代層といわれると意味がわかる．意味がわかっても自分は無関心，もしくは価値がな

いと考えていれば"意味のないデータ"である．お客の層に合わせて商品配置を変えたり，店員の数を増やしたり，などの意思決定を行うときは，情報として有効となるだろう．さらに「今日は日曜日」というデータがあったとする．ウイークデーには，9：00〜12：00 の間に仕事をしていると思われる 20〜40 歳代の来客は少ないだろうと予想できるようになり，「今日は日曜日」が有効な"情報"となる．

- **データとは，単に記号化・数字化された資料である**

- **情報とは，データをもとにして生じる知識や適切な判断である**

---

§1.2 データに要求される条件

　データは，対象とする現象を忠実かつ正確に表していなければならない．したがって，データは，

妥当性と信頼▶
性

　(1) **妥当性 validity**
　(2) **信頼性 reliability**
　　● **正確度 accuracy**（または確度）
　　● 測定の**精度 precision**（または精密度，**再現性 reproducibility**）

といった性質が保証される必要がある．妥当性と信頼性は細かく区分すると，図 1-2 のように記される．これらについて，語句の意味を解説しよう．

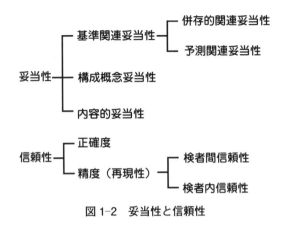

図 1-2　妥当性と信頼性

妥当性▶　(1)　**妥当性**

　　妥当性とは,『現象を, いかに的確に測定できているか』である. 何となく意味がわかりにくいが, 基本的に妥当性には大きく3つの分類があり, その例を挙げて説明すると理解しやすいだろう.

●　**基準関連妥当性**

　　何らかの外的基準との関連があるか, である. たとえば, "走る速さ"を測りたいとする. 走る速さは400 m走行の時間が標準である, とする. 例えば, 走る速さを表すと考えて, 100 m走行の時間を測定する. 100 m走行の時間は, 400 m走行の時間を反映できるであろうか. これが基準関連妥当性となる.

　　基準関連妥当性は, さらに併存的関連妥当性, 予測関連妥当性に分けられるが, 測定時期の考え方による違いのみなので, 特に区別する必要はない.

➢　**併存的関連妥当性**

　　通常, 基準関連妥当性と呼ばれるもので, 100 m走行の時間と400 m走行の時間を同時期に測って, 関連を見たときの関連度である.

> **予測関連妥当性**

　たとえばある選手の将来的な 400 m 走行の時間を予測するために，いま現在の 100 m 走行の時間を測れば高い予測ができるという場合は，予測関連妥当性が高いといえる．

● **構成概念妥当性**

　構成概念妥当性は読んで文字のとおり，構成概念の "妥当性" である．妥当性を意味する代表的なもので，検査なり測定が，定義した概念（現象）を，いかに的確に表せているか，である．

　たとえば，100 m 走，1500 m 走，走り幅跳び，障害物走の 4 種目を測定し，"走る能力" との関連を見る場合が挙げられる．

　"走る能力" は構成概念であり，直接測定は不可能である．4 種目で走る能力を表せると仮定し，各種目の相関関係や，逆に食い違いなどを調べて，検討する必要がある．

● **内容的妥当性**

　単に，その評価・測定が，目的とするものをどれだけ正しく評価しているか，1 人又は複数の専門家が主観的に判断する．

信頼性▶ **(2) 信頼性**

　正確度（または確度），精度（または精密度，再現性）で表されるように，測定する際の正確性を意味するものである．

● **正確度**

　その値が真の値に近い度合いを表す．

● **精度**

　複数回測定したときの，値の収束度を表す．

a. 正確度は高いが精度は低い　　**b. 正確度は低いが精度は高い**

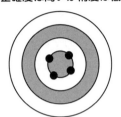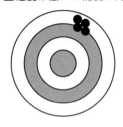

● 矢の当たる位置

図 1-3　的を矢で射た図による正確度と精度の例

　データは正確度と精度の高いことが望ましい．矢で的を射る例を挙げると（図 1-3），4 本の矢で的を射る場合，矢はばらついて的に刺さったとしても（精度が低い），その 4 本の中心が，的の中心と一致するようであれば，正確度は高い．また，矢が集中して的に刺さったとしても（精度は高い），的の中心を外すように射ているならば，正確度は低い．

　一般には，精度が低くてもある程度対処可能であるが，正確度が低い場合は，改善を要する．

系統誤差と偶▶　　正確度は**系統誤差 systematic error** と呼ばれる．精度は**偶然誤差 random**
然誤差　　　　**error** と呼ばれる（図 1-4）．

- 系統誤差とは，真の値からプラス，マイナスどちらか一方へ偏った誤差のことである．系統誤差に対しては，統計的な手法を用いても解決することはできない．
- 偶然誤差とは，反復して測定した際にばらつく誤差である．このバラツキは，正規分布に従うと仮定される．したがって，複数回の測定データに対して平均を算出することによって，誤差の軽減を図ることができる．

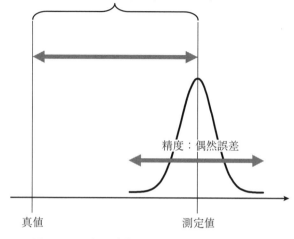

正確度：系統誤差（偏り，バイアス）

精度：偶然誤差

真値　　　　　　　　測定値

図1-4　正確度（系統誤差）と精度（偶然誤差）

● データに要求される条件として，妥当性と信頼性がある．これらの違いを基本知識として理解しておく

---

§1.3 測定の精度（再現性）

検者内信頼性▶
と検者間信頼
性

　測定の精度は再現性とも呼ばれるが，**検者内信頼性 intra-rater reliability** と**検者間信頼性 inter-rater reliability** がある．

(1) 検者内信頼性

　データを測定する検者Aが何らかの測定を行い，再度同じ測定を行ったときに同じ値を再現できるか．同一検者による2回以上の反復測定データの一致度（再現性）を検者内信頼性という．

(2) 検者間信頼性

データを測定する検者 A, B, C が何らかの測定を行ったときに, どれくらい同じ値を再現できるか. 2人以上の異なる検者によって同じものを測定したときの一致度（再現性）を検者間信頼性という.

データは, 高い再現性が保証されている必要がある. 広く一般的に使用されている評価・測定法でさえ, 再現性が低いものがあるかもしれない. その際には1回測定しただけでは不十分である. また, 異なる検者2人以上で測定した値を比較しても信憑性は低い. それでも研究発表・論文の中では, そのような測定法が使われ, データが記録され, 統計解析が行われて結論に至る.

それでは, データの再現性を高めるためにはどうしたらよいか, というわけだが, 統計的な対処方法として, **級内相関係数 Intraclass correlation coefficients**（ICC）が利用される.

級内相関係数▶
ICC

- ICC とは, 検者内信頼性, 検者間信頼性を, 0～1 の範囲で表す指標である.
- ICC の値が 0 に近いほど再現性は低く, 1 に近いほど再現性は高い.
  - ➤ 実際の具体例については, 後の章で述べる.
- ICC といっても, いくつかの計算方法[1,2] が提唱されているが, 一般的には Shrout らの分類が多く使われているようである.
  - ➤ Shrout らの分類において ICC は, Case1（＝検者内信頼性）, Case2（＝検者間信頼性）, Case3（＝検者間信頼性）に分けられる.

---

1) Shrout PE, Fleiss JL : Intraclass Correlations : Uses in Assessing Rater Reliability. Psychol Bull 86 : 420–428, 1979.
2) Bartko JJ : On various intraclass correlation reliability coefficients. Psychological Bulletin 83 : 762–765, 1976.

- 測定の再現性として，検者内信頼性と検者間信頼性がある

- 検者内信頼性と検者間信頼性の指標として級内相関係数 ICC がある

§1.4 データの尺度

どうやってデータを記録するか．いままで述べてきた説明を読むと，年齢や秒，分，メートルなどのデータを思い浮かべるに違いない．こうしたデータは，明確な測定法が決まっている．秒や分は時計を使うだろうし，メートルなどの距離は，巻き尺を使用して明確に表すことができる．足して引いて，平均を計算して……，という加工は問題なくできる．しかし，世の中のデータといわれるものは，すべてそうであるとは限らない．データの記録のしかたによって，データの尺度という概念がある（図1-5）．その説明をしよう．

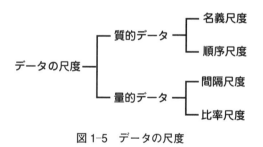

図1-5　データの尺度

① データの尺度

データの尺度は，Stanley（1946）により提案された．

(1) 名義尺度

(2) 順序尺度

(3) 間隔尺度

(4) 比率尺度（比尺度）

という4つの分類が有名である．その性質から，名義尺度と順序尺度は質的データ，間隔尺度と比率尺度は量的データと呼ばれる．

(1) 名義尺度

● 名義尺度のデータは，わかりやすくいうと足し引きができないデータ，かつ，大きい小さいも表せないデータである．

● 性別 {男，女} のデータや，居住地 {青森県，秋田県，岩手県} のデータ，趣味 {ゲーム，読書，映画鑑賞} のデータなどがある．

● たとえば Microsoft Excel などにデータを入力する際に，女＝0，男＝1と数値化して入力したとき，Excel 上では平均を計算できるが，実際に計算される，その平均には意味がない．なぜなら，たとえば女＝1，男＝2でもいいし，女＝0，男＝10でもよいからである．

● 単に，0と1は違う，という分類しかできない．割り当てた数字を見て，どちらが大きい，小さいさえもいえない．

● 名義尺度のデータに平均は使えない．

(2) 順序尺度

● 順序尺度のデータは，大きい，小さいしか意味をもたないデータである．

- 10 人の人を身長の大きい順に並べて，A さんは 1 番大きい，B さん
  は 2 番目に大きい，C さんは 3 番目に大きい，……，と表すデータは，
  順序尺度のデータである．

- 身長が 1 番大きい A さんと 2 番目に大きい B さんを比較すると，大
  きい小さいしかいえない．

- A さんの身長 − B さんの身長 = B さんの身長 − C さんの身長とは限ら
  ない．1 番大きい（A），2 番目に大きい（B），3 番目に大きい（C）
  の，それぞれの差の値は等間隔ではない．

- したがって，平均を求めても意味はなく，代わりに中央値が使われる．

(3) 間隔尺度

- 温度，年齢，知能指数などの，きっちりと測られて，かつ数値の等間
  隔を保証するデータである．

- 10 度 − 8 度 = 2 度，8 度 − 6 度 = 2 度で同等である．20 歳 + 10 歳 = 30
  歳，15 歳 + 15 歳 = 30 歳で同等である．

- ゆえに足し引き可能なデータを間隔尺度という．平均を計算すること
  が可能である．

- 実際にデータを扱う上では，次に述べる比率尺度と何ら変わりはない．

(4) 比率尺度（比尺度）

- 秒，分，メートルなどの，きっちりと測られて，かつ数値の等間隔を
  保証し，かつ 0 = 無を定めることができるデータである．

- 10 m − 8 m = 2 m，8 m − 6 m = 2 m で同等である．100 秒 + 20 秒 = 120
  秒，80 秒 + 40 秒 = 120 秒で同等である．これは間隔尺度と同じである．

- 0 秒，0 分，0 m は "無" である．摂氏 0 度，0 歳，知能指数 0（間隔
  尺度）は "無" を意味しない．これが間隔尺度との違いである．

- 比率尺度は，足し引き可能である．これも平均を計算することが可能
  である．

② データの尺度の分類にまつわる問題

- データは様々な形で表され，ときには同じものを異なる基準で表すこともある．

- 例として 100 m 走の記録を 1 位，2 位で表したり，または 14 秒，15 秒で表す方法がある．前者は観察上の判断（順序尺度）だが，後者は絶対的な表し方（比率尺度）である．データは可能な限り比・間隔尺度で表すほうがよいのだが……．

- ときには自分のデータが，順序尺度か間隔尺度か判断できずに混乱するときがある．これは "平均で表して妥当かどうか" によって使い分けるとよい．

尺度の区別は▶
厳密ではない

- 比・間隔尺度と順序尺度は明確な違いを定義してるが，実際には厳密に分けられるものではない．解析者がデータをどのように考えるかによって変化する．

- たとえば，ある測定者が 1 秒刻みで測定できるストップウォッチを使って，3 人の走る速さを 14 秒，15 秒，16 秒と測ったとする．ところが，同時に 0.1 秒刻みで測定できるストップウォッチを使った測定者は 14.3 秒，15.1 秒，16.0 秒と記録したとする．

- 0.1 秒刻みで測定できるストップウォッチのデータが間隔尺度だとすると，1 秒刻みで測定できるストップウォッチのデータは，順序尺度と考えざるを得ない（小数以下の値の丸め込みを行っているゆえに，厳密にはデータ間が等間隔ではないため）．

- もちろん，0.01 秒刻みで測定できるストップウォッチのデータがあれば，0.1 秒刻みのデータが順序尺度になるという問題が発生する．

- したがって，間隔尺度と順序尺度の境界は非常に曖昧である．ではどう考えるべきか？

- 結局は，そのデータを扱う者が，順序尺度と考えるか，間隔尺度と考えるか（平均が使えるか），根拠を持って決めておけばよい．もしく

は，専門家の間で，そのデータをどちらの尺度として考えているか，に従えばよい.

- 名義尺度以外のデータの尺度分類は，深くその意味を追求するほど曖昧となり，考え方によって異なるものである. この判別については，さほど細かく決めなくても問題はない.

- データの尺度には，名義尺度，順序尺度，間隔尺度，比率尺度の4分類がある.

- 名義尺度以外の尺度の判別は，厳密に追求すると明確には定められない. どちらの尺度に分類するかの根拠を明確にしておくか，専門家の間でどのように考えているかに従えばよいだろう.

第1章のまとめ

この章では，以下のことを理解し，説明できるようにしておこう.

- ☐ データとは何か？ 情報との違いは？
- ☐ 妥当性と信頼性の意味は？
- ☐ 正確度と精度の違いは？
- ☐ 測定の精度（再現性）には2種類あるが，その用語と意味は説明できるか？
- ☐ データの尺度の4分類を説明できるか？

これらは，データの質を考える上での基礎事項であるため，知識として備えておくのが望ましい.

第2章 対象を選ぶ・割り付ける

・時間要因による研究デザインの分類を知る
・割り付けによる研究デザインの分類を知る
・介入による研究デザインの分類を知る
・エビデンスレベルによる研究デザインの分類を知る
・各研究デザインの利点と欠点を知る

§2.1 対象の抽出

　ここでいう対象とは，被検者といった対象である．対象は**標本 sample** とも呼ばれる．対象は，研究の"資材"である．いくら料理（統計解析）が上手でも食材（対象と，それにより得られるデータ）が悪ければ，美味しいものはできあがらない．もっとも，うまく誤魔化して，表面上は美味しくする方法もあるが，見る人が見ればすぐにわかるであろう．

　研究を行うとき，当然ながら対象者を選ぶ必要がある．対象を選ぶ方法には，全数調査，無作為抽出法（ランダムサンプリング），有意抽出法がある．一般的に行われるのは，無作為抽出法である．しかし，無作為抽出法は現実的に，かなりの注意を要する．以降で，それぞれの抽出法に関して解説する．

(1) 全数調査

➤ 母集団をすべて調査する方法である. 条件に合う対象者すべての集団を**母集団 population** という. 母集団の対象者数 n は通常, $n ≒ ∞$ である. したがって, 通常の研究で全数調査をすることは不可能に近い.

無作為抽出法▶

(2) 無作為抽出法　random sampling

➤ 対象を母集団から無作為に選ぶ方法. 手順によっていくつかの方法がある.

① 単純無作為抽出法

母集団の対象リストを用意し, 対象者すべてにナンバーを振る. その後, たとえば Excel などで乱数を作成して (図 2-1), 必要な対象者数の乱数を発生させ, 該当ナンバーの対象者を抽出する (図 2-2a).

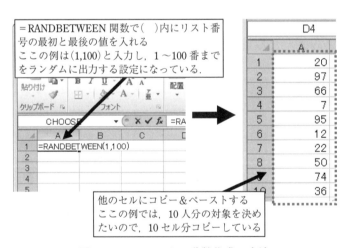

図 2-1　Excel による乱数作成の方法

② **多段抽出法**

　母集団をいくつかの集団に分けて，さらにその集団を小さな集団に分ける．その後に，各小集団から乱数などを用いて無作為抽出する．図2-2bでは，母集団→集団→小集団の3段階で集団分けをしているが，段階数はいくつでもよい．

　単純無作為抽出法は，全母集団から乱数を使用して無作為に抽出するが，研究（協力）者が複数いるときは，いくつかの集団に分けることによって，各担当者ごとに身近な対象の集団から無作為抽出できるため，費用的，時間的な節約のできる場合がある．

a. 単純無作為抽出法　　　　b. 多段抽出法

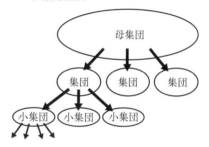

無作為に標本を抽出する　　　　それぞれの小集団から，無作為に標本を抽出する

c. 層化抽出法

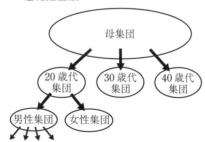

それぞれの下位集団から，無作為に標本を抽出する

図2-2　各標本抽出のイメージ

③ 層化抽出法

　研究結果に対して，間接的に影響すると思われる要因があるとき，要因ごとに群分けして，偏りのないように抽出できる方法である．たとえば握力の地域差を調べたいとき，年齢と性別が影響する可能性がある．そこで図2–2cのように，まず年代で群分けし，次に性別で群分けして，各群から標本を抽出すると，年齢や性別に偏りのない対象者が選ばれる，というわけである．

　無作為抽出法を行うためには，まず対象の母体となる母集団を明確に定義しておく必要がある．大規模な調査研究などでは，理想とも思われるこの無作為抽出法は可能であるかもしれない．しかし，身近な対象を選んで行う研究では，なかなか簡単にはいかない．多くは，A病院に外来通院している患者100人とか，B病院に入院している65歳以上の高齢者40人というふうに，抽出条件を定めて，その下で選ばれるのが普通であろう．

　無作為抽出法に従わない抽出法は，有意抽出法と呼ばれる．乱数などは使用しないが，想定している対象者の母集団に近い小集団を想定して抽出する場合は，有意抽出法となる．有意抽出法は無作為抽出法に従わないものすべてであるが，その一部として以下のような方法がある．

有意抽出法▶ (3) **有意抽出法　purposive sampling**
① **典型法**

　想定する母集団の属性に類似した典型的な小集団から，対象を選ぶ方法．言い換えれば，想定する母集団を縮小化したと思われる集団を主観的に決め，そこから対象を選ぶ方法である．

　例として，急性期疾患が主体の対象である病院に勤務している医師と，慢性期疾患が主体の対象となる病院に勤務している医師を対象としたアンケート調査をしたいと考えたとき，弘前市内の急性期疾患を多く扱っていると思われる病院と，慢性期疾患を多く扱っていると思われる病院に勤務する医師

を対象とする場合がある.

② **クォータ・サンプリング**（割当法またはクォータ法とも呼ぶ）

　注目する属性が母集団においてどのような比率になっているかを調査し，対象の比率も同程度に調整しつつ抽出する方法である.

　大規模調査によるインターネット利用年数を調べた結果では，5年以上の者は30％，3〜4年が30％，1〜2年が30％，1年未満が10％だったとする. インターネット利用に関する調査をしたいと考えて，利用年数を考慮した対象の設定を行いたいときに，5年以上の者を30人，3〜4年を30人，1〜2年を30人，1年未満を10人選んで母集団と同じ利用年数の比率に調整して抽出する場合がある. 例では，必ずしもこの人数である必要はなく，人数の比率が3：3：3：1でさえあればよい.

- **標本の抽出法には，無作為抽出法と有意抽出法がある**

- **現実に無作為抽出法を行うのは難しい**

§2.2 対象と母集団，調査対象集団

　対象者（標本）は母集団から，無作為に偏りなく公平に選ばれた者でなければならない. たとえば，"対象を健常人とする"と決めても，実は病気を患っていた，というのであれば，偏りなく公平に選ばれたとは考えられない.

　ところが，たとえ母集団を反映するように無作為に偏りなく公平に選んでも，たいていは問題がある. たとえば，研究対象を"脳卒中患者"と定義した，とする. そして，A病院の脳卒中患者から無作為に偏りなく標本を選ぶ. このとき，母集団はA病院の脳卒中患者となる. 研究対象の理想的な"脳卒中患者"が日本全国の一般的な脳卒中患者とするなら，A病院の脳卒中患者と

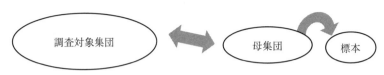

図 2-3　調査対象集団，母集団，標本との関係

★木原雅子，木原
正博（訳）：『医
学的研究のデザ
イン第3版』．
メディカル・サ
イエンス・イン
ターナショナ
ル，2009．

のギャップ（偏り，バイアス bias）が生じる．この理想的な "日本全国の一般的な脳卒中患者" の集団を**調査対象集団 universe**（または**目的母集団 target population** と呼ぶ★）と定義し，母集団と区別して考えることが必要となる（図 2-3）．調査対象集団→母集団→標本と3段階で考えるべきである．

　ほとんどの研究における対象では，母集団と調査対象集団が運よく一致することもあるが，一致しないことのほうが多い．この標本→母集団→調査対象集団のギャップが**選択バイアス selection bias** といった問題になる．

選択バイアス▶

　選択バイアスとは，対象を選ぶときに生じるバイアスである．選択バイアスは無作為抽出によって回避できるが，一部の観察的研究を除けば，原則として研究協力に同意した者を対象とせざるを得ないため，どうしても生じてしまう．もちろん，エビデンスレベルの高いランダム化比較試験（RCT）であっても選択バイアスは生じる．ゆえに，ほとんどの研究は信用できない，と考えるのは間違いである．選択バイアスを留意したうえで，結果を読むことが必要なのである．

> ● 標本の母集団だけではなく，調査対象集団の存在も考える．この3段階で捉えることで，標本の偏り（選択バイアス）を把握しやすい

§2.3 研究デザインと対象の割り付け

　対象の割り付け **allocation** 方法といっても，ピンと来ない人がいるかもしれない．そこで，まずは表2-1の研究デザイン一覧を見てみよう．

★対馬栄輝：『医療系研究論文の読み方・まとめ方』，東京図書，2010．

　これらの研究デザインの詳細については，他書★に譲るとして，ここでは対象の割り付けについての解説を中心に行う．表2-1では，様々な研究デザインの名称が述べられているが，基本的な用語としては，時間要因による分類（横断研究，後ろ向き研究，前向き研究）を知っておけば十分である．

表2-1　研究デザイン

記述的研究 Descriptive study		症例研究または症例報告 Case study ケースシリーズ研究 Case series study
分析的研究 Analytical study	観察的研究 Observational study	ケースコントロール研究 Case control study 横断研究 Cross sectional study コホート研究 Cohort study
	実験的研究 Experimental study （介入研究）	ランダム化比較試験 Randomized controlled trial 準ランダム化比較試験 Controlled clinical trial クロスオーバー比較試験 Crossover trials 前後比較試験 Before-after trials 対照を持たない研究 Study with no controls

※　記述的研究を観察的研究に含めるときもある．

■時間要因による研究デザインの分類と割り付け

横断研究▶　(1)　**横断研究**　cross-sectional study

- "いま何が起こっているか"を調べる研究デザインである.
- 図2-4を参照して，まずA治療群とB治療群とか，疾患を有する患者群と対照群とか，比較したい2群以上のグループに群分けする．これを**割り付け**という.
- 以降の説明でも，2群分けと原因あり（＋），原因なし（−）に分けて例を挙げるが，必ずしも群分けせず，数値で表現されたデータでもよい.
- 次に，各群の違いに影響すると思われる原因を調べる．そして，原因が影響するかを統計的に解析する．群分けと原因の関係が見出せたとしても，因果関係については明確なことはいえない.
- この研究デザインでは，単に"原因と思われるものが影響する"止まりの解釈しかできない.

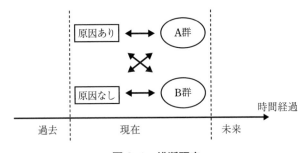

図2-4　横断研究

(2) **縦断研究：後ろ向き研究　retrospective study**

- 過去の原因が，現在の群分けに影響するかどうかを調べる研究デザインである．

- 後ろ向き研究の例を図2-5に挙げた．症例（ケース）群をA群，対照（コントロール）群をB群とし，ケース・コントロール研究として解説されていることが多い．

- このように，A治療群とB治療群とか，疾患を有する患者群と対照群とか，比較したい2群以上に割り付けしてから，過去にさかのぼって原因と思われる項目を調査する研究デザインである．

- 横断研究と同様に，群分けと原因の関係が見出せたとしても，因果関係については明確にいえず，"原因と思われるものが影響する"止まりの解釈しかできない．

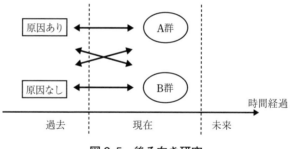

図2-5　後ろ向き研究

補足

　因果関係とは，原因と結果の関係のこと．原因の存在が大きいほど，結果も起こりやすいという共変性，原因が先に起こるという時間的先行性，他の集団でも同様の関連を見出せるという一般性，その関係が根拠をもって説明できるという整合性が要される．また，これらの条件を満たしていれば，必ず因果関係があるとは断言できない．因果関係を確定するのは非常に難しい．

(3) **縦断研究：前向き研究　prospective study**

- 原因と結果の因果関係を，より強く主張したいときに用いられる研究デザインである．
- 後ろ向き研究とは逆に，まず原因と思われるものの有無によって割り付けし，将来にわたって対象を観察・追跡し続け，結果の発生状況を比較する方法である（図2-6）．

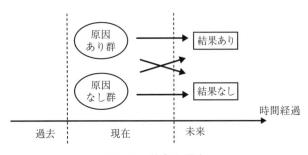

図2-6　前向き研究

- この研究デザインは，実験的研究のデザインである．観察的研究の場合はコホート研究と呼ぶことが多い．
- 前向き研究では，上で述べてきた研究デザインと比べて，因果関係を強く主張できる．
- 横断研究，後ろ向き研究では，"原因と思われるものが影響する"止まりの解釈しかできなかった．
- その理由は以下の通りである（図2-7）．
  - ➣ 研究者は通常，仮説として「ある原因が存在するから結果が陽性（＋）となる」と決めている．対象を結果の有無で割り付けし，次に原因と思われる項目を調べる．
  - ➣ その際に，原因の有無の程度はコントロールできる．すなわち，結果＋群では原因も陽性と仮説を立てているから，意図的に原因の陽

性者を多くしたり，陽性側に評価したくなったり…，様々な偏りの誤差（バイアス）が入りやすい．

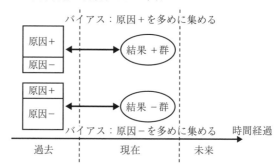

a. 後ろ向き研究ではバイアスが入りやすい
→因果関係を言及するには不利

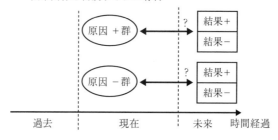

b. 前向き研究ではバイアスが入り難い
→因果関係を言及するには有利

図2-7　因果関係の言及と研究デザイン

➢ 綿密に研究を計画しているのでバイアスは入らない，と主張しても，その真意は，誰もわからない．

➢ ところが，前向き研究では，さきに原因の有無で群を割り付けしてしまう．研究者は，結果がどうなるか，時間が経ってみないとわからない．その分だけ，意図的な操作のバイアスは入りにくいのである（絶対ではないが）．

➤ こうした理由から，前向き研究は他の研究デザインと比べて，因果
関係を強く主張できる．

- 研究デザインの代表的な分類として，データをとる時期により，横断
研究，縦断研究（後ろ向き研究，前向き研究）がある

- 前向き研究は，因果関係を主張する上で最も望ましい研究デザインで
ある

§2.4 標本抽出と割り付けで起こる問題

いかに計画的に行われた研究デザインであっても，標本抽出の問題は疑わな
ければならない．群分けして比較するような研究デザインにおける割り付けに
関しては，表2-1の実験的研究のなかのRCTでは，かなり綿密なランダム割
り付けが行われるが，それでも選択バイアスは存在する．

まずは，問題の起こる要点を述べる（図2-8）．

①対象の母集団が全体を反映しているか？
- つまり，母集団が調査対象集団を反映しているか？
②対象を無作為抽出しているか？
- しかし，無作為抽出は難しい．
③ランダム割り付けができているか？
- ランダム化とコンシールメント concealment（隠ぺいとも呼ばれる）
がどの程度考慮されているか？

①と②はすべての研究デザインに共通する要点である．実験的研究では，こ
れらに③が追加される．

残念ながら，①と②は，回避が難しい．③については，完全に回避できるわけではないが，努力次第で，ほぼ問題のないレベルにすることは可能である．

a. 横断研究・後ろ向き研究

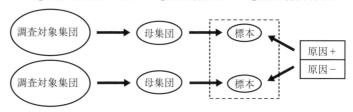

b. 前向き研究

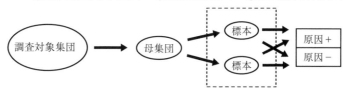

図 2-8　対象を抽出する・割り付けする際に起こる問題

① 無作為抽出は，ほぼあり得ない

(1)　無作為抽出は理想であるが，ほぼあり得ないと考えなければならない．

- 大規模かつ，多額の費用と時間を投資した研究であれば，可能かもしれない．
- しかし，全世界の対象を集めることは，滅多にできない．
- 大規模の研究では，多くの調査・測定者も必要となる．人手が多くなれば，調査・測定者間の誤差も大きくなる可能性は否定できない．
- 現実には実行不可能であり，ゆえに認めざるを得ない問題である．

(2) 対象にできない例が存在する．

- 脱落例（参加の途中で拒否する者，追跡ができなくなった者）

(3) 実験的研究では，参加者の同意が必要である．

- 実験的研究であれば，当然ながら対象者への説明と対象者の同意が必要
  となる．同意しない症例は，対象にできない．

② ランダム割り付けは難しい

(1) ランダム割り付けは，主に実験的研究（**表2-1**）で考慮する手順である．
何らかの介入の有無や，原因と推測する要因の有無によって，あらかじめ
2つ以上の群に分け，無作為抽出と比べると，実現は容易である．とはいっ
ても，厳密には，様々な条件をクリアしなければならない．

(2) ランダム割り付けの作業に重要な条件は，**ランダム化とコンシールメント**
である．

ランダム化▶
- ランダム化とは，対象を割り付けする作業において乱数を利用する方法
  である．
  - ➤ 乱数は良質な物理乱数が理想的である．たとえば，ダイオードに電
    流を流したときに発生するノイズを利用して作成する方法がある．
  - ➤ しかし，現実の研究場面で，ここまで徹底して乱数を作成しても，
    実際に起こる影響は微細なものであろう．
  - ➤ 実際には，コンピュータを使用した疑似乱数の活用が現実的であ
    る．一例として Excel を利用した乱数の作成方法を**図2-1**に示し
    ている．

コンシールメ▶
ント
- コンシールメントとは，割り付け作業自体が，対象者を含む研究に関わ
  る者全員に伏せられて行われることである．
  - ➤ つまり，第3者による割り付け作業を行ってもらう必要がある．望

ましくは，研究対象の割り付け作業を業務として専門に行っている
機関に依頼するのがよい．

> 実際には，研究とは無関係な者に，割り付け作業を依頼する方法が
簡単である．ただし，完全なるコンシールメントの保証はない．

(3) 実験的研究の場合，研究に関わる者が研究を継続している間，ランダム割
り付けを保持し続けるためには"対象はどちらの群に割り付けられている
か"を知らないほうがよい．これを**ブラインディング blinding**（盲検化，
マスキング，マスク化，遮蔽とも呼ぶ）という．

ブラインディ▶
ング

● ここでの"研究に関わる者"とは，①対象者，②実際に介入をする者，③
注目する項目を介入前後で測定する者，④データを解析する者，である．
● ①までが知らないときは一重盲検（シングルブラインド），①②が知ら
ないときは二重盲検（ダブルブラインド），①〜③までが知らないとき
は三重盲検（トリプルブラインド），①〜④までが知らないときは四重
盲検（クアドラプル）という（図2-9）．

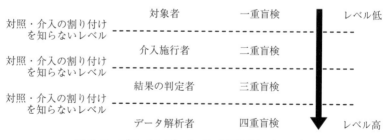

対照・介入の割り付け　　　対象者　　　一重盲検　　　レベル低
を知らないレベル

対照・介入の割り付け　　　介入施行者　　二重盲検
を知らないレベル

対照・介入の割り付け　　　結果の判定者　三重盲検
を知らないレベル

　　　　　　　　　　　　　データ解析者　四重盲検　　　レベル高

図2-9　ブラインディング（盲検化）のレベル

(4) 結局，ランダム割り付けに加えて，①コンシールメント，②ブラインディ
ングも考慮するとデータの質が向上する．RCTではこれらの条件が厳格に
考慮される方がよい．

- 無作為抽出はかなり困難である

- ランダム割り付けの他に，コンシールメント，ブラインディングをどのように行ったかが重要となる

§2.5 標本抽出と割り付けの方法：問題をチェックする

　これまで述べてきた内容は，理論上の話である．したがって，実際の研究で実現できることは，皆無に等しい．しかし，理論は理論として押さえておく必要がある．

　理論どおりに行うことは理想であるが現実的には難しいので，研究自体が役に立たないわけではない．要は，「この標本抽出の方法には，この割り付けの方法には，どのような問題があるのだろうか？」という要点を把握し，結果を解釈する上で考慮し，「このような問題がある」と公表することが重要である．

① 標本抽出のチェック

- 理想的な無作為抽出と自分の研究における標本抽出を比べて，その食い違いを問題と考えてチェックする．

- "対象を選ぶ"ときは，どのようにして選ぶか？　当然だが，費用，時間と人手が十分あれば，"理想的な無作為抽出"を可能な限り考慮できるであろう．

- 費用も時間も人手も不足しているなら，やはり身近な対象者を選ばざるを得ないだろう．

● まずは，表2-2に従って進めていこう．

表2-2　5W1Hによる抽出方法の確認

What	何を選ぶのか？	どのような者を対象とするか
Who	誰が選んだか？	検査者，調査者の属性，人数など
How	どのようにして選んだか？	乱数表を利用した，カルテ番号の1桁目が1の者など
When	いつの対象を選んだか？	対象を選ぶ期間，場合によっては時間帯なども
Where	どこで選んだか？	どこに居住，または存在する者を選んだか
Why	なぜ選ぶのか？	なぜその対象が選ばれたか

(1) **What**：何を選ぶのか？　⇨　母集団の特性を明確化する

● どのような者を対象とするか．定義を明確にする．

➤ 漠然とした集団の定義ではなく，可能な限り属性を詳細にする．

➤ 通常は研究計画の時点で決まっている．というか，決めなければならない．

➤ 臨床研究で見られる手順として，過去の診療カルテの記録をもとに，データを収集することがある．それであっても，何らかの属性を決めた対象に絞って収集するはずである．

● たとえば，ある疾患の患者群で，60歳以上，男女比は同程度，身の回りの日常生活には支障がない，などの条件を明らかにする．

● 図2-10のような，組み入れ手順の図を利用するとよい．

● "選抜，検診"は，どのような集団を対象としているかである．

● "除外"とは，いくつかの条件をもつ対象は除外するということである．逆に，組み入れの条件としてもよい．上の例で考えると，60歳以上，男女比は同程度，身の回りの日常生活には支障がない，などの条件である．

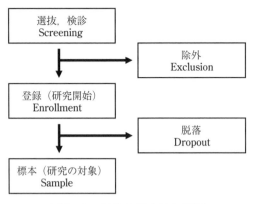

図 2-10　対象の組み入れ手順

- "登録"は，選抜，除外（または組み入れ条件）をクリアして通過した対象である．
- 対象が決定した後であれば，"脱落"も重要である．脱落は，必要なデータの記入漏れ，データの信憑性が低い，研究への参加を途中で拒否した，追跡不能者などである．データの不備については，重要なデータが抜けていなければ残しておいたほうがよいだろう．
- これまでの条件をクリアした者が"標本"となる．

(2)　**Who**：誰が選んだか？　⇨　対象を選ぶ人のクセを把握する
- 誰が対象を選んだか．通常は研究者である．
- 研究者は通常，研究の仮説通りになりそうな対象を選ぶものである．
  - ➤ 電子カルテのみからの情報源を使用する研究者，特定の時期・曜日のみにデータをとれる研究者，など．

(3)　**How**：どのようにして選んだか？　⇨　対象を選ぶ手順の落とし穴を探る
- 対象リストは，どうやって用意したか．どのようにして選んだか？
  - ➤ 母集団を反映するぐらいの多くのリスト（名簿）を利用したなら，そのリストの属性を調べる．最低限，年齢や性別の構成など．

➢ 外来患者へ片っ端から声をかけて参加を募ったなどの無計画な例は別として，通常は対象のリストが存在する．eメールのアドレスのわかる者だけに送信して参加者を募った，閲覧できるカルテに限った，などの方法では，あらかじめリストを作らなかったとしても，バックグランドにリスト（eメールのアドレス帳や，カルテの倉庫など）が存在している．その属性を調べる．

➢ そもそも介入研究では，研究内容の説明を聞いて理解のうえ，同意してもらった人でなければ対象とできない．そのなかでも，声をかけて参加を快諾してくれそうな人を優先的に選ぶ傾向にあるとか．致し方ない事実であるが，可能な限り偏った声がけは避けなければならない．

➢ しかし，どうしてもその傾向になるようであれば，なぜ"参加を快諾してくれそうな人"なのかをバイアスとして留意しなければならない．意識によって左右される測定では，影響が大きく出るだろう．

● 対象者抽出のために，どこまで行動したか．

➢ 一施設の医師2人が担当した外来患者に限る，eメールアドレスのわかる範囲，5年前までのカルテ，など．

● 抽出の打ち切りをどうやって決めたか．

➢ 100人に達したときに終了，eメールの返事が1週間以内，5年前までで終了，など．

(4) **When**：いつの対象を選んだか？　⇨　対象の特徴を知る

● 対象を選ぶ際の時期は，その性格に影響することが多い．

● 特定の曜日，時間帯の対象者は，偏りが多いだろう．

➢ たとえば，午後1時から3時までの外来患者を対象とする場合は，無職の人（主婦や高齢者，子供など）が多いであろうし，夕方5時以降の対象であれば，有職者が多い．

- 期間によっても異なるかもしれない.
  - ➤ ○○年〜××年の間の, 患者層や治療方法の傾向によって, 同じ疾患をもつ患者であっても, 経過は異なるかもしれない.
- 季節変化が影響するかもしれない.
  - ➤ たとえば人間の行動を調査する研究では, 寒い時期だと外出の機会が少なくなるとか.

(5) **Where**：どこで選んだか？ ⇨ 対象の特徴を知る

- これは, 対象を選ぶ場所のことである.
- 詳細を説明するまでもなく, 地方と都市部では環境が異なり, それが大きく影響して, バイアスがかかってしまうこともある.

(6) **Why**：なぜ選ぶのか？ ⇨ 調査対象集団, 母集団, 標本の特性を押さえる

- 最後に改めて, 最終的に対象者となった者（標本）を, 再検討する.
- 図2-3の調査対象集団, 母集団, 標本のそれぞれのギャップを把握する.
- そのギャップを完璧に把握することは不可能に近いが, じっくり考えてリストアップする思考と作業の積み重ねによって, 上達していく.

- 対象の無作為抽出は理論上の話であり, 実際に行うことは不可能に近い
- したがって, 対象を選んだ後に, その現実と無作為抽出という理想のギャップをチェックしなければならない
- 標本抽出のチェックは, 5W1H に従って考えるとよい
- 問題の存在をきちんと公表して, 次に続く研究の反省とすればよい

---

② 割り付け方法のチェック

- ランダム割り付けを行う際に重要となるカギは，ランダム化の方法とコンシールメントである.

- したがって，ランダム化をどのようにして行ったか？　とコンシールメントをどのようにして行ったか？　を説明できればよい.

- チェックポイント
  - □ 対象のリストは，誰が作成したか？
    - ➤ まずは対象を無作為抽出する，という概念がここに存在するが，介入研究の場合，研究に賛同した者のみが対象となるため，不可能である.
  - □ 対象の割り付け表として，乱数表を使用したか？　それに代わる方法を利用したか？
    - ➤ 理想は，乱数表の使用である.
    - ➤ 他には，くじ，さいころ，割り当ての番号の入った封筒などを利用する方法もある.
  - □ 割り付け表は，誰が，何を用いて，どうやって作成したか？
    - ➤ 少なくともパソコンのソフトウェアを使用して作成するのが理想.
  - □ 割り付け作業は，誰が行ったか？
  - □ 以上の一連作業は，研究とは関わりのない第3者が行うのが理想である.
    - ➤ 研究者本人はランダム化を計画したつもりでも，実際にはランダム化されていない場合がある. コンシールメントも同様である.
    - ➤ ランダム化を計画したつもりでも，くじやさいころを使ったランダム化では不十分（準ランダム化）である.

> ➤ たとえば研究とは無関係といっても，研究者の同僚に割り付け作業を行わせて，十分にコンシールメントできたといってよいかは状況次第である.

□ 何ごとも，完璧に行うというのは，面倒である．可能な限り理想を配慮して，完璧ではないわけだから，その手順を明示できればよいだろう.

- **無作為割り付けも理論上の話であり，無作為抽出ほどではないが，実際に行うのは難しい**

- **理想通りにできない，ということではなく，どうやって割り付けたかを把握し，明示もできることが必要である**

第2章のまとめ

この章では，以下のことを理解し，説明できるようにしておこう.

□ 無作為抽出とはどうやるか？
□ ランダム割り付けとはどうやるか？
□ 実際の標本抽出法について，どう考えるべきか？
□ 実際の群への割り付けについて，どう考えるべきか？

標本抽出，割り付けについては，理想どおりにはならないという問題が根底にあり，その限界を把握できることが重要であることを理解しておこう.

データをとる前の準備

- ・統計的解析の基本を知る
- ・α，βの意味を知る
- ・標本の大きさの決め方を知る
- ・測定の信頼性について，その使い分け方法を知る
- ・高い信頼性を確保するための，計算方法を知る

　データをとる前の準備として，通常は研究計画を綿密に行い，研究のための環境を整えておくことが必要であろう．

　データが統計的検定・解析に耐えるためには，最低限の条件をクリアしている必要がある．なかでも意外に見落とされがちな標本の大きさ（対象の人数）と，測定の信頼性は事前に知っておくべきである．"データをとる前の準備"としては，他にも重要事項はあるだろうし，研究の内容，研究デザインによっても変わってくる．一概に本章で述べる事項だけが重要とはいえないが，意外に周知されていない点でもある．

37

1 統計的解析の基礎

標本の大きさ▶
の決定

標本の大きさ **sample size** の決定とは，簡単にいえばヒトを対象とする研究の場合，研究における対象者の人数を決めることである．

研究の対象者を何人集めるべきであろうか，という疑問は，誰しもがもつ疑問であろう．結論からいえば，対象者数は多ければ多いに越したことはない．しかし，経費も時間も最小限に抑えて効率的に進めたいというならば，**統計的検定 statistical test**（以降では，単に検定と記すときもある）に耐え得る，最小限ぎりぎりの人数を見積もっておくとよい．

★対馬栄輝：『医
療系研究論文の
読み方・まとめ
方』，東京図書，
2010.

標本の大きさを求めるための理論については，他書★も参考にされたい．ここでは，簡単に説明する程度に止める．

● 統計的検定を行うとき，たとえば「平均に差がない」「相関がない（＝0である）」などの，"無"を意味するような仮説（これを**帰無仮説 null hypothesis** という）を立てる．

● 治療群の血液値Aの平均が 10，非治療群の血液値Aの平均が 20 だったとしよう（図 3-1）．

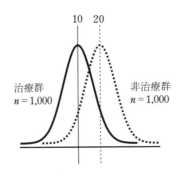

10 20

治療群
$n = 1,000$

非治療群
$n = 1,000$

図 3-1　治療群と非治療群の平均差

- "治療群と非治療群の各母集団（$n \fallingdotseq \infty$）［→ §2.1（p.16）］における血液値の平均に差はない（母平均の差＝0）" という帰無仮説を立てる.
  - 母集団の平均を母平均，標本の平均を標本平均という．通常，平均と呼んでいるものは，標本平均のことである.
  - 母平均に差がない（＝帰無仮説）ということは，2つの群が，実は1つの母集団からとられた対象である，ということになる.

- 治療群の血液値Aの標本平均と，非治療群の血液値Aの標本平均には "10" の差がある．各群の標本平均に10ぐらい差があるとしても，同一の母集団の平均（母平均）である可能性は高いだろう．仮に，治療群と非治療群の標本平均の差が "1000" だとすれば，同一の母集団から得られた標本の平均である可能性は低いだろう.

- この "治療群と非治療群の母平均が同じだとしたときに，いま計算した治療群の血液値Aの標本平均と，非治療群の血液値Aの標本平均の差が10である**確率**（**probability**; p）はどれくらいか" ということをパソコン用の統計ソフトウェア（統計ソフト）が統計的検定によって計算してくれる.
  - 統計的検定では "治療群と非治療群の母平均が同一（差がない）と仮定したときに，標本平均で10程度の差が生じる確率は○○％" と計算できる.
  - その確率の計算には，標本の大きさ（人数）n が考慮される（図3-2a）．n が多いほど，その標本平均は母平均に近い.
  - もう1つ，その確率の計算には，データの標準偏差 sd（＝分散の平方根）の大きさが考慮される（図3-2b）．sd が大きければデータは大きくバラつき，小さければバラつきが小さい.

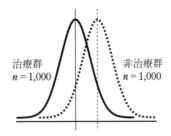

治療群
$n = 1,000$

非治療群
$n = 1,000$

a. 人数が多ければ，各標本平均は信頼性が高い
　→1,000人のデータから計算される平均であれば，確実性が高いだろう

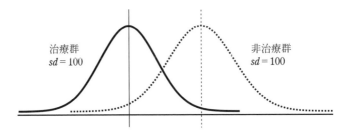

治療群
$sd = 100$

非治療群
$sd = 100$

b. データのバラツキが大きければ，各標本平均は信頼性が低い
　→データのバラツキが大きければ，求められる平均も確実性が低いだろう

図 3-2　平均の差を推定するときに影響する要因

- 統計学では，差がないという状況で計算した確率が5％未満，つまり，差のない可能性が5％未満のときに，"有意な差がある"と判断する．

  - この5％という基準を**有意水準 significance level**（危険率ともいう）という．統計学では，一般的に有意水準として5％と1％が用いられる．

  - 研究論文では，「$p < 0.05$（5％未満）で有意な差があった」などと書かれている．

  - 確率が5％以上となったときは，「"有意な差がある"とはいえない」と判定する．

② αとβの意味

　さて「$p<0.05$で有意な差があった」ということは，逆にいえば「もしかしたら5％未満で差がないかも」という意味にもなる．つまり，本当は平均に差がないのに，間違って「有意な差がある」と判断する確率は5％未満となる．

第Ⅰ種の誤り▶
（α）と第Ⅱ種
の誤り（β）

　この判定間違いを，**第Ⅰ種の誤り type I error**（第Ⅰ種の過誤，タイプⅠのエラー，アルファ過誤αなどともいう）と呼ぶ．これに対して，**第Ⅱ種の誤り type II error**（第Ⅱ種の過誤，タイプⅡのエラー，ベータ過誤βなどともいう）というものもある．

(1)　**第Ⅰ種の誤り：真（本当）は差がないのに，差があると判定する誤り**
- 統計的検定の結果が$p<0.05$であったので「有意な差がある」と判定したが，真は差がなかった，という判定の誤り．
- 有意水準未満となるため，$p<0.05$なら，その誤りは5％未満．

(2)　**第Ⅱ種の誤り：真（本当）は差があるのに，差がないと判定する誤り**
- 統計的検定の結果がpが0.05以上であったので「差があるとはいえない」と判定したが，真は差があったという判定の誤り．
- 第Ⅱ種の誤りに関しては，通常の検定では差の程度が決められていないので，どれくらいの確率となるかは不明である．

- この第Ⅰ種の誤りと，第Ⅱ種の誤りが，標本の大きさの決定に必要な情報となる．

Column 差がないではなくて，差があるとはいえない?!

　有意水準とは第Ⅰ種の誤り（α）のことである．"真に（本当は）差がないときに差がある"と間違って判定する確率である．したがって"真に差がないときに差がない"と正しく判定する確率（$1-\alpha$）は，95%である．

　統計的検定のうち，たとえばA群とB群の平均の差の検定を行って，$p=0.2$だったとき，これは"差がない"と判定する．しかし，これは完全なるAの平均－Bの平均＝0を約束するものではない．単にAの平均－Bの平均＝0という仮定で母集団の分布を考えて，それからとられたデータの可能性が高いというだけである．

　Aの平均－Bの平均＝0を断言するのは，かなり難しい．対して，Aの平均－Bの平均≠0を断言するのは容易である．Aの平均－Bの平均＝0であるという1つの事象に比べて，Aの平均－Bの平均≠0という事象は，無限に存在する（正の場合と負の場合の差の値が∞～0.000…1のすべて）からである．

　ゆえに，統計的検定の結果が$p<0.05$のときは"有意な差がある"と判定し，pが0.05以上のときは"有意な差がない可能性が高い"＝"有意な差があるとはいえない"という判定になる．逆に$p<0.05$で有意な差があるとしても，平均差の値が0ではないだけで，その差の程度については不明である．

● 上でも説明したが，統計的検定を行うときには，標本の大きさ n，標準偏差 σ[1]（≒sd），差の程度 d，第Ⅰ種の誤り α がわかれば，第Ⅱ種の誤り β が計算できる．実際の計算では σ ではなく sd を使う．

● 統計学のルールで，α は 0.05（もしくは 0.01）で決まっている．β は α の4～5倍に設定するのが妥当といわれる（理論的な根拠はない）．α が 0.05 なら β は 0.2（$1-\beta=0.8$），α が 0.01 なら β は 0.05（$1-\beta=0.95$）とするのが一般的である．

1）　ここでの σ は，母集団の分散の平方根のことである．

n, sd, d, α, β のパラメータの大小には相互関係がある.

● 図3-3[2] の a と b は, 同じ差の程度 d を表しているが, 各事象の sd と n の大きさによって, β が変化している.

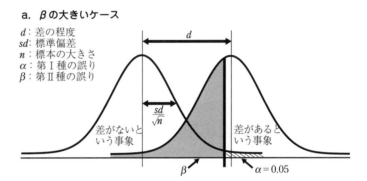

a. β の大きいケース

d : 差の程度
sd : 標準偏差
n : 標本の大きさ
α : 第Ⅰ種の誤り
β : 第Ⅱ種の誤り

差がないという事象　　差があるという事象

β　　　$\alpha = 0.05$

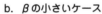

b. β の小さいケース

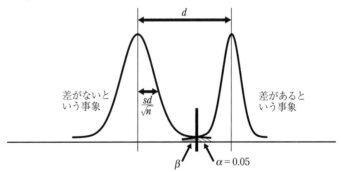

差がないという事象　　差があるという事象

β　　$\alpha = 0.05$

図3-3　統計的検定の理論1

---

2) 図3-3, 図3-4では, 理解しやすくするために片側（図の正規曲線の右側部分）の α を
0.05 としている. 両側検定の場合は, 片側を $\alpha/2$ と表示する. なお, この意味を理解でき
ないとしても, 解釈上はとくに支障はない.

- 図3-3のaでは，bと比べて差の程度が同じでも分布の拡がりが大きい（$sd/\sqrt{n}$ が大きい）ので，β の大きさが大きい例である．通常の検定では，α は 0.05（または 0.01）で一定となる．

検出力▶
- 図3-3のbは，分布の拡がりが小さい（$sd/\sqrt{n}$ が小さい）ので，差があるときに差があると正しく判定する確率，つまり**検出力 power** $(1-\beta)$ は大きくなる．

- もちろんではあるが σ，n が同じ大きさだったとすれば（図3-4），d が大きいほど，β は小さく－検出力 $(1-\beta)$ は大きくなる（図3-4のb）．

a. dが小さいケース

d：差の程度
sd：標準偏差
n：標本の大きさ
α：第Ⅰ種の誤り
β：第Ⅱ種の誤り

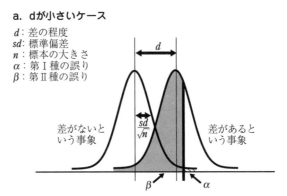

差がないという事象　　$\frac{sd}{\sqrt{n}}$　　差があるという事象

β　　α

b. dが大きいケース

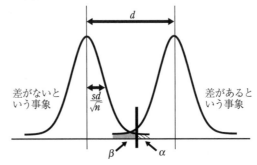

差がないという事象　　$\frac{sd}{\sqrt{n}}$　　差があるという事象

β　　α

図 3-4　統計的検定の理論 2

効果量▶

- *sd* と *d* の代わりに**効果量 effect size** を計算して代用するときもある．効果量は，医学研究ではよく用いられる指標である．

- 上述したように，一般の検定では $p < 0.05$ で有意な差があると判断したとき，本当に差があるとして，どれくらいの確率で"差がある"か（検出力の大きさ）は不明である．そこで，有意水準（α）だけではなく，検出力（$1 - \beta$）の大きさも決めて検定しようというのが最近の考えである．
  - 高い検出力を確保するために，*n* の大きさを決めるのである．

- *n*, *sd*, *d*, α, β のパラメータのうち，4 つがわかれば，残り 1 つが求まる．
  - α（$= 0.05$ または 0.01），β（$= 0.2$ または 0.05）は値が決まっている．
  - *sd* はデータから求められる標準偏差 *sd* を利用する．
  - *d* は過去の経験や研究によって推測した値とすればよい．*d* の決め方として理論的に明確な方法はないが，過去の経験や研究成果を参考とすることが多い．たとえば A 群と B 群に対して治療を行い，過去の研究成果では一般的に，ある血液値の平均で 10 の差を有することが効果ありと判定されているなら，$d = 10$ となる．
  - *sd* や *d* に関して，こうした事前知識がないときは，効果量を用いるとよいだろう．
  - 残るパラメータの *n* が求まり，検定に必要な最小の対象者数がわかる．

- 具体的な計算方法については手計算でもよいが，R [3)] や G*power [4)] といったフリーソフトを活用したほうがよい．
  - G*power は英語版のソフトである．一部使用方法については日本語の解説書を Web にて公開 [5)] している．

---

3) https://cran.r-project.org/index.html（2021 年 3 月現在）
4) Universität Düsseldorf: G*Power　http://www.gpower.hhu.de/　（2021 年 3 月現在）
5) http://personal.hs.hirosaki-u.ac.jp/~pteiki/research/stat3/gpower.ppt（2021 年 3 月現在）

- 研究を行う前の事前分析として，研究に必要な n の大きさを求めることが可能である．また事後分析として，自らの行った検定に関する検出力を求めることも可能である．これらの分析を**検出力分析 power analysis** という．

- 統計的検定には第 I 種の誤りと第 II 種の誤りがある

- 標本の大きさ n，標準偏差 sd，差の程度 d，第 I 種の誤り α，第 II 種の誤り β のうち，1 つ以外がわかれば，残り 1 つを求めることができる

- 事前計画として，研究に必要な n の大きさを求め，また事後確認として，検出力を計算できる

---

§3.2 標本の大きさの求め方

G*power による検出力分析の例 ▶

　前節で紹介した G*power を活用して，検出力分析を行う例を説明する．検出力分析には，事前分析としての"標本の大きさを見積もる計算方法"と，事後分析として行った"検定の検出力を計算する方法"がある．

　これから，従来からの治療を受けた A 群と，新しい治療を受けた B 群の治療効果を判定するために，ある血液値の平均の差を検定する計画があるとする．これに対して，事前分析と事後分析を行う例を挙げる．

① 事前分析

事前分析による標本の大きさの見積もり ▶

　では，これから研究を進めるにあたり，症例数がどれくらい必要かを見積もる．以下に具体的な手順を述べる．

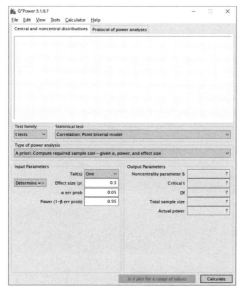

| 図 3-5　G*power の起動画面 | 図 3-6　検定手法の選択 |

- G*power のインストール方法は簡単なので，説明は省略する．

- 起動画面は図 3-5 のようになる．

- 図 3-6 のように［Test family］のボタンをクリックし，［t tests］を選択する．他の主なメニューの意味は以下のとおり．
  - ［Exact］：正確確率検定
  - ［F tests］：分散分析，重回帰分析など
  - ［t tests］：差の検定，単回帰分析など
  - ［χ^2 tests］：χ^2 適合度検定など
  - ［Z tests］：相関，ロジスティック回帰など

- ［Statistical test］のボタンをクリックして，［Means: Difference between two independent means…］を選ぶ．他の主要な部分の意味は次のとおり．

- ［Correlation: Point biserial…］：一方が連続変数，他方が 2 値変数の点双列相関係数を使用する場合.
- ［Linear bivariate regression: Two groups, …slopes］：slopes で終わるメニューは，2 変量回帰分析の傾きの差を知りたいときに使用する.
- ［Means: Difference between two…］：two groups の用語の入ってるものは 2 標本の *t* 検定，matched pairs の用語の入ってるものは対応のある *t* 検定である.
- ［Means: Wilcoxon signed-rank test（matched pairs）］：対応のある中央値の差の検定を行うとき.
- ［Means: Wilcoxon-Mann-Whitney test（two groups）］：2 群の中央値の差の検定を行うとき.
- 自らのデータが，正規分布に従うか，従わないか全く不明であるなら，中央値の差の検定である［Means: Wilcoxon-Mann-Whitney test（two groups）］も行い，数の多いほうを採用するのが妥当であろう.

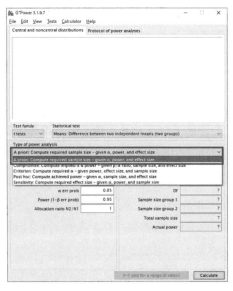

図 3-7　分析手法の選択

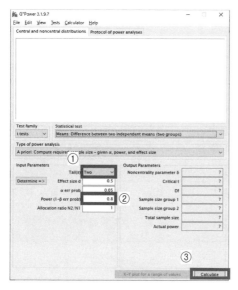

| 図 3-8　検定種別の選択 | 図 3-9　結果 |

- ［Type of power analysis］のボタンをクリックし（図 3-7），［A priori: Compute…］を選ぶ．これらの意味は以下の通り．
  - ［A priori］で始まる部分：事前に標本の大きさ *n* を求めたいとき．
  - ［Post hoc］で始まる部分：事後分析として，自らの結果の検出力を求めたいとき．
  - ［Sensitivity］で始まる部分：自らの検定結果の効果量を求めたいとき．

- ［Tail(s)］の［Two］を選択する（図 3-8 ①）．これは両側検定という意味である．一般的には，深く考えずに［Two］を選択すればよい．その後，$1-\beta$ の値，［Power（$1-\beta$ err prob）］を 0.95 から 0.8 に変更する．

- 最後に，図 3-8 ③右下の［Calculate］ボタンをクリックする．

表 3-1　効果量の基準

検定	指標	効果量の基準 小	効果量の基準 中	効果量の基準 大	補足
差の検定 （t 検定）	r	0.1	0.3	0.5	対応のある・2 標本の差の検定で同一値.
	d	0.2	0.5	0.8	r と d の 2 種類あり，d を使用する場合が多い.
分散分析	η^2	0.01	0.06	0.14	多重比較法では差の検定（t 検定）を参照
相関	r	0.1	0.3	0.5	相関係数そのままの値である
χ^2 検定 （2×2 分割表）	ϕ	0.1	0.3	0.5	連関係数である
χ^2 検定 （上記以外の分割表）	Cramer の V	0.1	0.3	0.5	連関係数である
差の検定 （ノンパラメトリック法）	r	0.1	0.3	0.5	マンホイットニー検定，ウイルコクソン検定，クラスカルワリス検定，フリードマン検定で求められる検定統計量 Z を $r=Z/\sqrt{n}$ として求める.
重回帰分析	R^2	0.02	0.13	0.26	決定係数である

水本 篤，竹内 理：「研究論文における効果量の報告のために―基礎的概念と注意点―」.『英語教育研究』31, 57-66, 2008. (http://www.mizumot.com/files/EffectSize_KELES31.pdf) から改変引用

- 結果（図 3-9 ①）を見ると，[Sample size group 1]，[Sample size group 2] ともに "64" と出力される. これは，A 群 ≧64 例，B 群 ≧64 例必要であるという意味である.

- [Effect size d] という部分（図 3-9 ②）は，σ と d の代わりとなる**効果量**〔→ §7.4 も参照（p.152）〕のことである. G*power ではいずれの検定でも，始めに効果量＝中程度に設定している. 効果量の基準は，**表 3-1** のとおりである. 通常は中程度の値にする.
  - **表 3-1** をみれば，差の検定の効果量には r と d の 2 種類ある. 一般的

に用いるのはrの方である．rは$0\sim1$の範囲をとるので理解しやすい利点がある．しかし，G*power などの検出力を計算する統計ソフトではdを入力するケースが多い．なお，dからrは$r = d/\sqrt{(d^2+4)}$で換算できる[6]．

- 効果量をいくらにするかといった明確な基準はない．何も知識がないときは，中程度に設定する★．

CHECK！
★効果量は中程度に設定するのが一般的だが，研究の前に大きな差がでるはず，と見積るなら，大程度に変更する．この決め方に客観的な基準はなく，経験と仮説に基づく．

- ただし，少数例を対象とする実験的な医学の研究では，効果量の中程度は厳しい基準となる．

● この事前計画で1群当たり64例以上の対象者を収集できたなら，（対象者数の充足という面では）分析を問題なく進めることができる．

- もちろん苦しまぎれに対象者を収集したなら，選択バイアス[→ §2.2 (p.20)]の混在する危険性は高まるだろう．

- 前向き研究デザインの場合は，脱落例もあり得るので，きっちり64例を集めてから研究を始めると，結果的に対象が少なくなる可能性も否定できない．通常は，脱落分も見越して多めに対象を確保しておく必要がある．しかし，脱落人数の予測は過去の経験に頼らざるを得ず，経験がない場合は難しい．

● どうしても64例以上は収集できないときもある．

- 何が何でも64例を集めなければならない，というわけではない．64例を目標として，自らの研究の対象数がどれくらい不足しているかの目安として考えてもいい．

- 最終的に人数が不足していたとしても集まった対象数で，事後分析として検出力を計算して[→ §3.2 の②]，提示するとよい（もちろん対象数

---

6) 換算式は Cohen J:Chap 2 The t test for means.Statistical power analysis for the behavioral sciences（second edition）．Lawrence Erlbaum,New York, p19–74,1988. 参照．逆に，$d = 2r/\sqrt{(1-r^2)}$で求めることもできる．

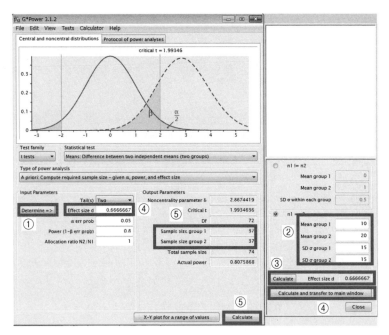

図 3-10　効果量の計算方法

　　が 64 例を超過しても計算してよい)．

- そもそも "効果量の中程度" は妥当かどうかという問題も存在する．効果量の決め方は，明らかにされていないからである．

- ゆえに，何が何でも 64 例を集めなければダメというわけではない．

- 必要な対象者数を求めることは重要であるが，研究を計画するうえでの目標として考えるべきである．例数が多ければ，統計的検定という計算を行ううえでは妥当であろうが，実際に正しい結論を得られるという保証は何もない．1つの目安として考えるべきであろう．

- §3.1 では，差の程度 *d* と *sd* を利用する方法を説明した．効果量の代わりに *d* と *sd* を利用したいときは，まず図 3-10 ①のボタンをクリックする．

- 設定画面が右に現れる．図3-10②のところに数値を入力する．
- この例では，[Mean group 1]に10，[Mean group 2]に20，[SD σ group 1]に15，[SD σ group 2]に15を入力している．
  - ➤ この意味は，グループ1が平均10で*sd*が15，グループ2の平均が20で*sd*が15という設定である．グループ1をA群，グループ2をB群と見立てて，この2群の平均は，最低10の差はあるだろう，標準偏差はおよそ15程度だろうと推測して入力している．
  - ➤ これらの値は，事前分析であれば，過去の同様の論文や予備実験，経験などから，およその値を入力すればよいだろう．
  - ➤ 事後分析であれば実際のデータから求められた値を入力する．
- 図3-10③をクリックすれば効果量が出力される（[Effect size d]のところ）．さらに図3-10④をクリックすると，左の[Effect size d]に値が反映されるので，図3-10⑤の[Calculate]をクリックすると，計算結果が出る．
- この計算では，各群で最低37例必要と見積もられている（図3-10⑤）．

② 事後分析

事後分析による検出力の算出 ▶

　事前分析によって必要なnの大きさを算出し，その対象者数で研究が進んだ場合は，検出力を気にする必要はない．しかし，対象者数が少なくなった場合は，望ましくは事後分析として検出力を求めておく必要がある．

- まずは，図3-7のメニューの中から[Post hoc: Compute achieved power …]を選ぶ．

- 図3-11①で[Determine = >]をクリックする．

- 実際にデータ（A群，B群）から求めた平均と標準偏差を入力する（図3-

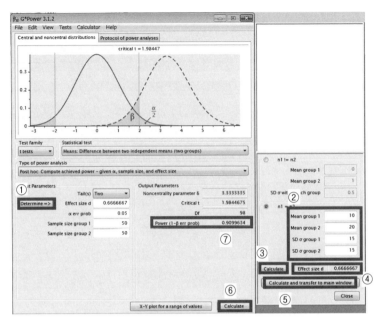

図 3-11　検出力を求めるためのメニュー選択

11 ②). ここでは, [Mean group 1]に 10, [Mean group 2]に 20, [SD
σ group 1]に 15, [SD σ group 2]に 15 を入力している.

● [Calculate]ボタンをクリックする (図 3-11 ③).

● [Effect size d]の部分に計算された効果量 $d = 0.6666$… が出力される (図 3-
11 ④).
　● 差の程度は**表 3-1** の基準で, 中程度であることがわかる.

● 図 3-11 ⑤をクリックすると, 左側に効果量が反映される.

● 図 3-11 ⑥をクリックすると, 図 3-11 ⑦に検出力が出力される.
　● この結果では, 検出力 $1 - \beta = 0.9099$…, つまり約 91.0 ％である. かな

り高い確率で差があることを正しく判断している.

- 有意水準 $\alpha=0.05$ のときは検出力が 0.8（つまり 80％），有意水準 $\alpha=$ 0.01 のときは検出力が 0.95（つまり 95％）以上であることが望ましい.

● 検出力は，おおざっぱに判定する程度のものである. 一般的には，小さい，中くらい，大きい程度の判定しかしない.

- 検出力に関しては，最低限どれくらいあればよいという基準はない.

- ただし，学術分野によっては検出力は○％以上となるように対象者を設定する，というように指定されることもあるだろう.

● 本節では，2 標本 t 検定の例を述べたが，手順と考え方は他の検定手法でも同じである.

● 他の手法の使用方法については Web で公開のマニュアル[7] を参照されたい.

● 多重比較法に対する n の大きさ，検出力，効果量の計算方法は，現状では存在しないので，2 標本 t 検定または対応のある t 検定の方法を活用する.

● 分散分析の効果量について，結果的に多重比較法を行うのであれば，多重比較法に対する n の大きさ，検出力，効果量の計算をすればよい.

● 一部の多変量解析に対する検出力分析が，G*power プログラムに組み込まれているが，滅多に使用する機会はないだろう.

● プログラムに入ってない手法の検出力分析は原則として行えないし，特殊な手法であろうから，無理に求めなくてもよい.

7） http://personal.hs.hirosaki-u.ac.jp/~pteiki/research/stat/text.html

- データをとる前には，標本の大きさ n を決める事前分析を行う.

- データをとり終わって統計解析する際には，事後分析として
  検出力 $1-\beta$ を求める.

§3.3 測定の信頼性：級内相関係数

　データをとる前に，測定の信頼性を調べておくとよい．測定したデータが，どれくらいの信頼性をもっているかを把握しておくことは，解析結果を解釈するうえでも重要な情報となる.

- ただし，すべての測定において信頼性を求めることは難しい．測定する項目の質にもよるためである.

- たとえば，診療録や記載された過去のデータなどの信頼性を確認することは不可能である.

- また，アンケートなどの回答に対する測定の信頼性を調べることは無意味である．同じ被検者に対して繰り返し同じ質問をしても，同じ答えしか返ってこないであろう.

- 第2章で説明した通り，測定の信頼性には検者内信頼性と検者間信頼性がある.

- 検者内・検者間信頼性を表す指標はいくつか提案されているが，**級内相関**

係数 ICC と，κ 係数が一般的である．

● 以降では，ICC の使い分け，求め方と解釈の仕方について説明する．

★ 対馬栄輝：
『SPSS で学ぶ
医療系データ
解析 第 2 版』.
東 京 図 書,
2007.

● ICC を求めるためには，SPSS（日本 IBM）などの統計ソフトを利用する．
フリーソフトの R でも計算が可能である．SPSS を用いた手順について
は，他書★ を参照されたい．本節では，著者が無料配布している改変 R
コマンダー★8) を使用して計算する手順を解説する．なお，以降の手順で
求める計算結果は，著者が Shrout ら 9) の文献を参考にして改変 R コマン
ダーの中でプログラムしたものである．

★改変 R コマン
ダーとは，R
コマンダーに医
学研究で頻繁に
利用される手法
を付け加えて改
変したもの.
Windows 版
と **Mac** 版が配
布されている.

(1) ICC の性質と種類について

● ICC には Case 1，Case 2，Case 3 の 3 つのタイプがある．

● いずれも，$\rho = 0 \sim 1$ の範囲をとり，0 のときは信頼性が全くなく，1 のと
きは完全に一致していることを表す．

● Case 1 は検者内信頼性を表す．用語の意味については第 1 章を参照．

● Case 2 と Case 3 は検者間信頼性を表す．
  ● 一般には Case 2 を使用する．Case 2 は完全一致の度合いを表す．
    Case 3 は単純な一致度を表す．
  ● たとえば，検者 A が 3 人の対象者を 5，10，15 と測定したとき，検者
    B も 5，10，15 と測定すれば，検者 A と B は完全一致している．この

---

8) https://personal.hs.hirosaki-u.ac.jp/pteiki/research/stat/R/
9) Shrout PE, Fleiss JL: Intraclass Correlations: Uses in Assessing Rater Reliability. Psychol Bull
   86: 420–428, 1979.

とき，Case 2 も Case 3 も $\rho = 1$ となる．

● 検者 A が 5，10，15 と測定し，検者 B が 10，15，20 と測定したときは完全一致していない．しかし，検者 B は +5 の定量分大きく評価しただけで，それを除けば変化のパターンは一致している．このとき，Case 2 は小さくなるが，Case 3 は $\rho = 1$ となる．

---

② ICC の計算方法

改変 R コマ▶
ンダーによる
ICC の算出

● 改変 R コマンダーをダウンロードする．基本的には，そのままダウロードファイルを解凍するだけでよい（ダウンロード先でインストール手順を説明している）．解凍すると，初期設定の方法や使用方法についての説明ファイルも添付されているので参照されたい．

● 表 3-2 は，1 人の検者で被検者 10 人を 5 回繰り返し測定したときの検者内信頼性を知りたいという例（表 3-2a）と，5 人の検者で被検者 10 人をそれぞれ測定したときの検者間信頼性を知りたいという例（表 3-2b）である．

表 3-2　級内相関係数を求めるデータ例

a. 1 人の検者が被検者 10 人を 5 回繰り返して測定した例（検者内信頼性）

		測定回数				
		1	2	3	4	5
被検者	a	1	2	2	2	2
	b	1	1	3	3	3
	c	3	3	3	3	3
	d	1	1	1	1	3
	e	1	3	1	1	3
	f	2	2	1	2	2
	g	1	1	1	1	1
	h	2	3	2	2	2
	i	1	3	3	3	3
	j	1	3	3	1	1

b. 5 人の検者が被検者 10 人を測定した例（検者間信頼性）

		検者				
		A	B	C	D	E
被検者	a	1	2	2	2	2
	b	1	1	3	3	3
	c	3	3	3	3	3
	d	1	1	1	1	3
	e	1	3	1	1	3
	f	2	2	1	2	2
	g	1	1	1	1	1
	h	2	3	2	2	2
	i	1	3	3	3	3
	j	1	3	3	1	1

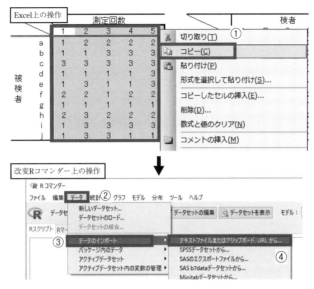

図 3-12　ICC の求め方 1

- Excel に表 3-2 のような形式でデータ入力する．変数名も含めてデータ範囲を右クリック，コピーする（図 3-12 ①）．

- 改変 R コマンダーのメニューから[データ]―[データのインポート]―[テキストファイルまたはクリップボード…]（図 3-12 の②→③→④）を選ぶ．

- 図 3-13 のようなダイアログボックスが現れる．①の部分はデフォルトで〔Dataset〕となっている．ここに "data" と上書きする★．②[ファイル名に変数名あり]にチェックが入ってることを確認する．③[クリップボード]にチェックを入れ，④〔OK〕ボタンをクリック．

- 図 3-14 ①の部分に〔data〕と青字で表示されることを確認する．メニューの②[統計量]をクリックし，③[信頼性係数]―④[級内相関係数（ICC）]

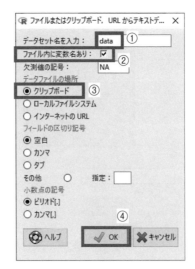

図 3-13　ICC の求め方 2

を選ぶ.

● 図 3-15 上図のようなダイアログボックスが現れるので, ①変数すべて[10] を Shift キーまたは Ctrl キーを押しながら, 複数選択する. その後, ②[OK]をクリック.

● 図 3-15 下図の"出力ウィンドウ"に結果が出力される. 検者内信頼性では"ICC (1, 1)"という出力行を見る."estimate"は, ICC の値そのものである."lower bound-95％"と"upper bound-95％"は, それぞれ 95％信頼区間の上限値と下限値 (用語の意味については文献★ を参照) である.

★対馬栄輝：『医療系研究論文の読み方・まとめ方』. 東京図書, 2010.

　● <u>ICC の Case 1 は ICC (1, 1), Case 2 は ICC (2, 1), Case 3 は ICC (3, 1) と記すのが一般的である.</u>

　● この例での ICC (1, 1) は $\rho = 0.2668539$, 95％信頼区間は 0.02914107〜

10) 改変 R コマンダーでは数字で始まる変数名の場合, 最初の部分に"X"という文字が付記される.

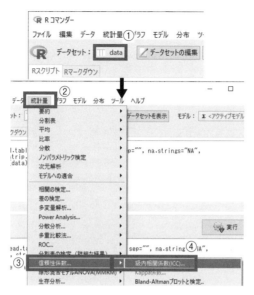

図 3-14　ICC の求め方 3

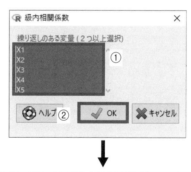

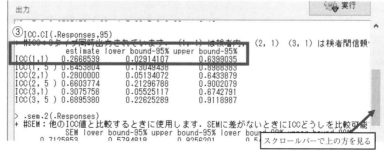

図 3-15　ICC の求め方 4

0.6399035 となる.

- ICC の大きさの判断は, **表3-3** を参照する. この例だと "まずまず" の信頼性ということになるが, 通常は $\rho \geqq 0.61$ の大きさでなければ, 信頼性が高いとは言いにくい.
  - 95％信頼区間の結果を考察する. 信頼区間の下限値が $\rho = 0.02914107$ なので "信頼性はほぼないに等しい" から, 上限値が $\rho = 0.6399035$ なので "十分な信頼性が確保されている" までの可能性が95％であり得る. この検査法はあいまいであり, 信頼性が高いと言い切るのは難しい.

表3-3 判定基準

ICC の値	判定
0.00–0.20	わずか slight
0.21–0.40	まずまず fair
0.41–0.60	適度 moderate
0.61–0.80	十分 substantial
0.81–1.00	ほとんど完全 almost perfect

Landis JR, Koch GG: The measurement of observer agreement for categorical data. Biometrics. 33, 159–174, 1977.

- 改変 R コマンダーでは, 検者内・検者間信頼性の区別なく, ICC の Case1〜3 のすべてが同時に出力される. **図3-16** の囲み部分は, 検者間信頼性の指標となる ICC (2, 1) である. ICC (3, 1) も同時に出力される.

- 出力の見方は, 同じである.

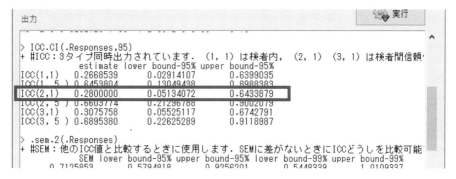

図 3-16　ICC の出力例：すべての ICC が出力される

---

③ 解釈上の補足

- ICC が高い値ほどよい，というのは誤解である．
    - ICC の値が高いほどよいとはいい切れない．それは被検者の個人差（バラツキ．単純には各被検者内の標準偏差）によって値が変わるからである．
    - 被検者の個人差が大きいデータでは，検者の個人差や誤差が相対的に小さくなって ICC が高くなる性質をもつ．たとえば握力測定の ICC を求めるとき，握力の強い者から弱い者までを幅広い対象にすれば，ICC を高くすることが可能である．

ICC の 範 囲▶
制約性
- これは ICC の**範囲制約性**の問題といわれる．

- 範囲制約性を考慮するためには，測定の**標準誤差 standard error of measurement（SEM）**も参考にするとよい．この SEM とは，簡単にいえば各被検者内の平均的な誤差の大きさ[11] である．SEM が小さいほど被検者内のバラツキが小さいことになる．

---

11) SEM の 2 乗は，分散分析で求める水準内（被検者内）変動（誤差項）の平均平方である．つまり，検者内信頼性のときは，各被検者ごとの繰り返し測定間でのバラツキ（測定者自身のバラツキ）であり，検者間信頼性のときは，各被検者ごとの繰り返し測定間でのバラツキ（測定者間のバラツキ）である．

- 表3-4に，握力値を題材とした様々なデータ例を挙げる．すべてのICCとSEMを提示してある．ここでのSEMの算出はStratfordら[12]を参照している．

  - データ例は，1人の検者が4人の被検者に対して3回繰り返し測定したときを想定しているので，正しい適用はICC (1,1) である．しかし，参考としてICC (2,1) とICC (3,1) も求めてある．その際は，1～3回目を3人の検者と見なしておこう．

  - 改変Rコマンダーを使用すると，ICCと同時にSEMも求められる．

  - aは基本のデータである．各ICCの値を参照されたい．

  - bは被検者aの値を，30 kgの定数分だけ加えている．1～3回目のバラツキの値そのものについてはaと変化ない．つまり，被検者aの基本的な性質が異なるだけである．しかし，すべてのICCは向上している．これが範囲制約性である．SEMは変化しない．

  - cはaと比較して1回目のみ +30 kgの定数分だけ加えている．これは1回目の測定値が高いわけなので，信頼性は低くなって当然である．ゆえにICC (1,1) とICC (2,1) は0に近い値[13]となる．ところがICC (3,1) はaと同じ値である．これが，ICC (3,1) の特徴である．SEMは各被検者ごと（各行ごと）の誤差なので，変化しない．

  - d，eは被検者aの3回目のみ定数値を加えている．当然これは測定の誤差が大きくなるので，いずれのICCでも低くなる．当然ながら，SEMも大きくなっていく．したがって，ICCが低くかつ，SEMが大きいときは，信頼性の低い状態である．

  - fはeのデータを 1/10 に小さくしている．eと比べてICCは変化ない．各被検者内の誤差は小さいので，SEMは小さくなる．つまり，eの場合の被検者aにおける1回目と2回目の差は "1" であるが，fの場合

---

12) Stratford PW, Goldsmith CH: Use of the standard error as a reliability index of interest: an applied example using elbow flexor strength data, Phys Ther, 77, 745-750, 1997.
13) ICC (1,1) は負の値となっているが，その際には "0" とみなす．

表 3-4　様々にデータを変えたときの ICC と SEM の変化

a. 表 1 と同じ握力のデータ

		1回目	2回目	3回目
被検者	a	20	19	21
	b	24	25	25
	c	30	28	31
	d	20	18	20

- ICC（1, 1）　$\rho = 0.9475$
- ICC（2, 1）　$\rho = 0.9480$
- ICC（3, 1）　$\rho = 0.9727$
- SEM $= 0.799$

b. 被検者 a の値だけを ＋30 kg にしたとき

		1回目	2回目	3回目
被検者	a	50	49	51
	b	24	25	25
	c	30	28	31
	d	20	18	20

- ICC（1, 1）　$\rho = 0.9931$
- ICC（2, 1）　$\rho = 0.9931$
- ICC（3, 1）　$\rho = 0.9965$
- SEM $= 0.799$

c. 1 回目のみ ＋30 kg

		1回目	2回目	3回目
被検者	a	50	19	21
	b	54	25	25
	c	60	28	31
	d	50	18	20

↑ 1回目 ＋30 kg

- ICC（1, 1）　$\rho = -0.3471$
- ICC（2, 1）　$\rho = 0.0698$
- ICC（3, 1）　$\rho = 0.9727$
- SEM $= 0.799$

d. a に対して被検者 a の 3 回目だけを ＋5 kg としたとき

		1回目	2回目	3回目
被検者	a	20	19	26
	b	24	25	25
	c	30	28	31
	d	20	18	20

- ICC（1, 1）　$\rho = 0.8002$
- ICC（2, 1）　$\rho = 0.8047$
- ICC（3, 1）　$\rho = 0.8629$
- SEM $= 1.7321$

e. a に対して被検者 a の 3 回目だけを ＋10 kg としたとき

		1回目	2回目	3回目
被検者	a	20	19	31
	b	24	25	25
	c	30	28	31
	d	20	18	20

- ICC（1, 1）　$\rho = 0.5394$
- ICC（2, 1）　$\rho = 0.5539$
- ICC（3, 1）　$\rho = 0.6116$
- SEM $= 3.0867$

f. e のデータを 1/10 にしたとき

		1回目	2回目	3回目
被検者	a	2.0	1.9	3.1
	b	2.4	2.5	2.5
	c	3.0	2.8	3.1
	d	2.0	1.8	2.0

- ICC（1, 1）　$\rho = 0.5394$
- ICC（2, 1）　$\rho = 0.5539$
- ICC（3, 1）　$\rho = 0.6116$
- SEM $= 0.3087$

g. 値のバラツキが小さく信頼性の高い例

		1回目	2回目	3回目
被検者	a	30	30	30
	b	30	30	30
	c	30	30	30
	d	30.1	30.1	30.1

- ICC（1, 1）　$\rho = 1.0000$
- ICC（2, 1）　$\rho = 1.0000$
- ICC（3, 1）　$\rho = 1.0000$
- SEM $= 0.000$

h. 値のバラツキが小さいのに信頼性が低い例

		1回目	2回目	3回目
被検者	a	30	30.1	30
	b	30	30	30.1
	c	30	30.1	30
	d	30	30	30

- ICC（1, 1）　$\rho = -0.2857$
- ICC（2, 1）　$\rho = -0.2857$
- ICC（3, 1）　$\rho = -0.2857$
- SEM $= 0.0500$

は"0.1"でしかない.

- gは，極端にデータのバラツキを小さくした例である．ICCは1に近く，SEMも0に近い．ゆえにICCが大きく，SEMが小さいとき，理想的な高い信頼性といえるであろう.

- hもgと同様に，かなりバラツキは小さいが，ICCは0とみなされる例である．SEMも比較的小さい．ICCは全体の一致度合いに対する誤差の割合を表すために，値の一致度合いが非常に高いときは，わずかな誤差を過大に捉える特徴がある．ICCが低く，SEMも低いときは，生データを観察して，確認しなければならない.

● 生データの観察として，ブランド・オルトマンプロット **Bland-Altman plot** の併用が便利である.

- ブランド・オルトマンプロットは，横軸を各被検者ごとの平均，縦軸を各被検者の各回の値−各被検者ごとの平均として表す散布図（**図**3-17）である.

- Excelなどでも描画可能であるが，改変Rコマンダーでも出力できる．メニューの［統計量］―［信頼性係数］―［Bland-Altmanプロットと検定］もしくは，［Bland-Altmanプロット（3変数以上も対応)］を選ぶとグラフが出力される.

- 図3-17は，**表**3-4の一部データを出力した例である．aは**表**3-4のeのデータ，bはgのデータ，cはhのデータをプロットしたものである．上下に点がばらつくほど，誤差が大きい．aは確かにバラツキが大きい（縦軸スケールが大きいことに注意)．bとcは，ICCの値こそ大きく異なるが，上下のバラツキは小さい[14].

- ICC，SEMとともに参考とすべきグラフである.

---

14) ブランド・オルトマンプロットの縦軸のバラツキの平均を表したものがSEMに相当する.

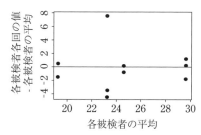

a. 表3-4のデータeのプロット

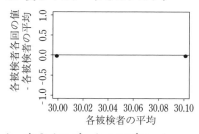

b. 表3-4のデータgのプロット

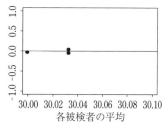

c. 表3-4のデータhのプロット

図3-17　表3-4の一部のデータに対するBland-Altmanプロット
（aとb，cの縦横軸スケールの違いに注意）

● カテゴリーデータ（順序尺度や名義尺度のデータ）の場合は，κ係数を適用する．

  ◦ ICCと同様に，0～1の範囲をとり，信頼性を表す指標である．判定指標も，表3-3と同様である．ただし，SEMのような指標は存在しない．

  ◦ 検者内信頼性，検者間信頼性のいずれの場合にも適用できる．

  ◦ 通常は，2回繰り返しの検者内信頼性，2人で測定した場合の検者間信頼性を表すものであるが，これを3回以上の繰り返し測定もしくは，3人以上の検者による測定へ拡張した計算方法がある．改変Rコマンダーでは計算可能である[15]．メニューの[統計量]—[信頼性係数]—[Kappa係数]を選択する．

  ◦ κ係数の場合も，基本的には分割表による生データの確認が必要であろう．

---

15) SPSSでもκ係数は計算可能であるが，2回繰り返し測定または，検者2人の信頼性に限る．

§3.3　測定の信頼性：級内相関係数　**67**

- ICC や κ 係数を求めた後に"何回測定すべきか", または"検者何人で測定すべきか"も算出するとよい.
  - 基本的には, まず測定の信頼性はどれくらいあるのかについて ICC または κ 係数を求め[16], 次に高い信頼性を保証するための測定回数または検者数を求める[17] のが正当な手順である.
  - これは測定回数を増やすと信頼性が高まる, という理論に基づくものである. ただし, 現実には必ずしもそうなるとは限らない.
  - ICC が $\rho>0.7$ であれば, 1 回測定または検者 1 人による測定値を使用しても妥当であろう.
  - $\rho<0.7$ のようなときは, 2 回以上繰り返した測定値または 2 人以上の検者で測定した値の平均を求めてデータとする方法が妥当である.
  - たとえば, ある測定を行って $\rho=0.65$ という結果を得たが, 理想は $\rho\geqq0.9$ であるとする. この値を得るためには何回繰り返した(検者何人による)測定値の平均を用いればよいか. 以下のスピアマン・ブラウン Spearman-Brown の公式を利用して求める. ρ_1 は目標とする ICC の最低値, ρ_2 は実際に得られた ICC の値となる.

Spearman-Brown の公式による繰り返し測定の回数, 検者の人数の決定

  - $k=\rho_1(1-\rho_2)/\rho_2(1-\rho_1)$
  - この例では, $k=0.9\times(1-0.65)/0.65\times(1-0.9)\fallingdotseq4.846153846\cdots$ となる. 小数点以下は繰り上げるので, 5 回以上の繰り返し測定または 5 人以上の検者による測定値を平均すればよいということになる.
  - このような手順で行えば理想的であるが, 実際の測定において 5 回以上繰り返し測定したり, もしくは 5 人以上の検者が関与することは容易ではない. 可能な限り少ない回数で高い信頼性を確保できるように測定の練習を重ねるほかはないだろう.
  - または, 0.9 以上の信頼性を得るためには 5 回以上くり返して測定した方がよいなどの考察の助けにもなろう.

---

[16] この手順を **G 研究 generalizability study** という場合がある.
[17] この手順を **D 研究 decision study** という場合がある.

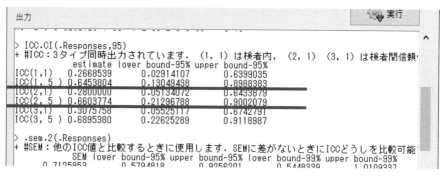

図3-18　5回繰り返しまたは検者5人による測定値の平均を用いたICC

● 　上の例では検者内信頼性の場合は，繰り返し測定の回数が5回，検者間信頼性の場合は，検者の人数が5人と決まった．そこで再度，5回繰り返し，または5人の検者で測定した平均を使用したICCを求めるとよい．現実には，この再確認を行うまでに至らず，スピアマン・ブラウンの公式による回数または，検者数の計算に止まることが多い．

　　◦ 　5回繰り返し測定した値を表3-2のように再度Excelに入力し，図3-14〜図3-15の手順で解析する．ここの例では偶然にも，5回繰り返し測定していたので，そのままの結果を用いると，5回繰り返し測定の平均を用いたICC（1, 5），検者5人測定の平均を用いたICC（2, 5）が図3-18の下線部分に出力される．これらの結果がρ≧0.9であれば，理想どおりということになる．

● 　信頼性を検討するときに必要な対象者数については，明らかとなっていない．

　　◦ 　ICC（1, 1）を検討する場合については，いくつかの検討した文献[18]がある．

18）　楠　正（監修）：『臨床データの信頼性と妥当性』．サイエンティスト，2005.
Donner A, Eliasziw M: Sample size requirements for reliability studies. Statistics in Medicine 6: 441-448, 1987.

- それらをまとめると $\alpha=0.05$, $1-\beta=0.8$ として, 許容し得る最小の $\rho_{min}=0.7$, 望むべき $\rho_{target}=0.9$ と設定すれば, 被検者20人前後, 4回前後の繰り返し測定という条件でよさそうである. なお, ρ_{min} と, ρ_{target} がともに大きな値かつ差が0.2前後であれば同様の条件でよい. 現実には最低 $\rho_{min}=0.6$ 程度が望ましいだろうし, $\rho_{target}=0.8$ は満たすことを想定しているとすれば, 上述の条件で十分と判断できる.

- 当然だが, ρ_{min} と ρ_{target} の差が大きい, または, ともに高い値になれば, 対象者数も繰り返し測定数も少なくてすむようになる. たとえば $\rho_{min}=0.75$, $\rho_{target}=0.95$ のときは, 被検者10人程度, 3回繰り返し測定でよい★. ただし, これは, かなり厳しい条件と思われる.

★これは検者内信頼で例えた場合であり, 検者間信頼性の場合は, 繰り返し測定数を検者数に置き換える.

- 結論としては, 理論に縛られて作られた環境でデータをとるなら, あまり意味はない. 対象者数または繰り返し測定数はあまり考えずに, 実際にその測定を行うときの繰り返し回数(日常では, 2回程度測定するのが一般的であればそれでもよい), できるだけ集められる対象者数に設定して決めてもよい. そのほうが, より実際に即したデータとなるだろう.

CHECK !
★あくまで理論上であり, 絶対ではない. 実際に**20人以上の被験者を用意する**のは難しい研究もある.

- できるだけ理論に従った条件で測定したいのであれば上述した★, 被検者20人前後, 4回前後の繰り返し測定が妥当な基準である. 高い信頼性 ($\rho \geq 0.95$) を得ることが必須であるならば, 被検者10人程度, 3回繰り返し測定程度でよい[19].

- いかなる測定であっても信頼性係数を求めるための測定回数(もしくは検者数)は5回以上の繰り返し測定(もしくは検者数)かつ20を超えた被験者数は必要ない. もちろん, この条件より多いに越したことはないが.

---

[19] $\rho \geq 0.95$ のように高い信頼性を要求する場合は, 上述した $\rho=0.9$ のときと比較して測定回数(検者数), 対象者数は少なくて済むことに注意.

- データをとるために測定を行う際は，その測定の信頼性を把握しておく必要がある

- いかなる項目に対しても必ず信頼性を求めなければならないというわけではない．信頼性を求められる項目については積極的に調べておいたほうがよい

- 統計的には，検者内信頼性と検者間信頼性の算出が可能である

- 信頼性を求めた後に，繰り返し測定の回数，検者の人数を決めることができる．それを基にして測定手順を決めるとよい

第 3 章のまとめ

　本章では，標本の大きさの決め方，測定の信頼性と測定回数の決め方について説明した．事前にこの方法に従って研究を進めることが理想ではあるが，実際には，絶対に検定に従わなければならないというわけではない．

　確かに厳密な条件を守って測定されたならば，データの信頼性は高いだろう．しかし，実際には絶対に測定を行うときは，曖昧な部分が存在するはずである．本章のような解析に基づいて，測定の信頼性を高める努力は必要かもしれないが，それよりもむしろデータの素性を知るほうがよいと思う．何が何でも理論どおりに行わなければならないという訳ではなく，自らのデータの性質を知るということの方が重要である．

この章では，以下のことを理解し，説明できるようにしておこう．

☐ 第Ⅰ種の誤り(α)，第Ⅱ種の誤り(β)の違いは？

☐ 標本の大きさを決めるために必要となる統計値は？

☐ 検出力を求めてみよう．

☐ ICCの3つのタイプのうち，ICC$(1,1)$とICC$(2,1)$またはICC$(3,1)$の使い分け方法は？

☐ ICCとSEMの2つが，どうであれば信頼性が高いか？　逆に低いか？

☐ ICCを求めたら，高い信頼性を保証するために必要な繰り返し測定回数または検者数の決め方を計算してみよう．

実験計画法を考えてみよう

第4章

- ・実験計画法に関連する用語を知る
- ・実験計画法の3原則を知る
- ・実験デザイン法の基礎を知る

§4.1 データをとる上での問題：系統誤差の混在

"垂直跳び"とは，直立姿勢からその場で垂直に跳び上がるパフォーマンスである．この跳躍の高さを体力診断として使用することがある．

垂直跳びは裸足で行うよりも運動靴を履いて行うほうが高く跳べるのではないかと考えた．そこで数人の対象者を，裸足で跳び上がる群（裸足群）と運動靴を履いて跳び上がる群（運動靴群）に分けて，どちらが高く跳び上がれるか比較する実験を試みた．

● 対象は，大学生40人（男女各20人）である．裸足群と運動靴群への割り付けは，対象者にくじを引かせて20人ずつに振り分けた．

- 各被検者に 5 回ずつ垂直跳びを行わせる．その後，5 回分の平均を求めた．そして，2 群の平均の差を比べた結果，運動靴群のほうが高く跳べることがわかった．

「やはり運動靴群が高く跳べる」と結論づけたいが……，この例では問題となる点がある．

1. 2 つの群に振り分けられた対象者の性別の内訳が違うかもしれない．運動靴群に男性が多く所属していれば，当然高く跳べるのかもしれない．

2. 2 つの群で日常の運動歴が異なる可能性がある．もしかしたら，運動靴群に日常的によくスポーツをする人が多くいたかもしれない．

3. その他にも，想定し得ない原因があるかもしれない．

通常の実験では，注目したいことの影響を知るために，データを測定して比較する．しかし，実験の方法によって，間接的に影響すると思われる背後に潜む原因の影響に気付かないこともある．

ここで，もう一度測定の誤差について述べておく．

(1) 偶然誤差［→ §1.2（p.6）］

- 検者は，垂直跳びの高さを測るメジャーの目盛りを，あるときは多めに，またあるときは少なめに見積もるかもしれない．これが偶然誤差である．

- 被検者は，あるときは上手く跳べ，あるときは失敗もするだろう．これも偶然誤差である．

- 偶然誤差は，施行を繰り返すことによってプラスマイナス値が均等に生じる．したがって測定値の平均を計算すれば，より真の値に近いデータが求められる．

- 上述の点で，偶然誤差は統計的にコントロール可能である．

(2) 系統誤差 [→ §1.2 (p.6)]

- ある検者が，垂直跳びの高さを測るメジャーの目盛りを，常に多めに見積もるとする．これは系統誤差である．

- ある被検者は，測定前に軽いウォーミングアップを行ったために，いつもより高く跳べたとする．これは系統誤差である．

- 系統誤差は，常に，真の値にプラス方向の値またはマイナス方向の値が加わった状態（偏り）となる．

- 偏りの程度が明確であれば足し引きによって調整可能だが，明確ではないことのほうが多い．

- 上述の点で，系統誤差は統計的にコントロール不可能である．

こうした誤差は測定時に発生しないように心がけるべきであるが，残念ながら，いくら心がけても必ず発生するものである．通常，偶然誤差に対しては統計的に解決可能である．問題なのは系統誤差（＝偏り，バイアス）である．系統誤差への対策の1つとして，実験計画法というものがある．

上の例で考えてみると，性別，スポーツ頻度，年齢 etc. は，系統誤差になる．それであれば，実験計画法を応用することによって，対策が可能となるかもしれない．

補足：研究で起こる3つのバイアス

研究で起こる主要なバイアスには①選択バイアス **selection bias**，②情報バイアス **information bias**，③交絡バイアス **confounding bias**（または単に交絡）がある．これ以外にも，細々としたバイアスはある．

交絡はバイアスと異なるものとして扱う場合もある．しかし，バイアスとは真値からの偏りそのものだけではなく，偏りをもたらすプロセスもひっくるめてバイアスと考えるので，交絡もバイアスと考えるべきであろう．ただし，交絡は①，②など他のバイアスと比較すると，異質であることは確かである．

- データをとる際の誤差は，いくら配慮しても必ず発生する

- 偶然誤差に対しては統計的に解決可能である．系統誤差に対しては統計的解決は不可能である

- 系統誤差（＝偏り，バイアス）への対策の1つとして，実験計画法というものがある

§4.2 実験計画法とは：実験計画法で用いられる用語

　本節では，実験計画法 design of experiments（または experimental design）の基礎について解説する．実験計画法とは，効率のよい実験方法をデザインしてデータを収集し，結果を適切に解析することである．

実験計画法と ▶
分散分析に関
する用語

　まずは，実験計画法と，それに基づく統計的手法である分散分析 analysis of variance（ANOVA）に関する用語を説明しておこう．

① 実験計画法（分散分析）で用いられる用語の解説

　まず，以下の例を挙げる．

> 　年代によって血圧に差があるかを知りたい．そこで，20歳代6人，30歳代6人，40歳代6人の血圧を測る実験をする．

要因（因子）▶
とは

(1) **要因 factor**（または因子）
- 実験で取り上げられて調べる変数のこと．上述の例では，"血圧"，"年代"が要因である．

(2) 水準 level（または処理）

⦿ 要因を質的に分類したり，量的に変化させた条件のこと．要因を設定する段階分け．上述の例では，"20歳代""30歳代""40歳代"が水準となる．

要因は，さらに固定要因と変量要因に大別される．

(3) 固定要因 fixed factor（母数要因）

⦿ 水準の差に興味のある要因である．

⦿ そもそも，"20歳代""30歳代""40歳代"のうち，どの年代に差があるかを知りたい，というのが目的であるから[1]，多くは固定要因となる．

主効果と交互▶
作用

⦿ 固定要因の影響が統計的に有意に存在するときは，**主効果 main effect** があるという．

⦿ 2つ以上の固定要因が相互に影響し合っているとき，**交互作用 interaction** があるという．

⦿ 要因Aと要因Bの交互作用は，"A×B"，"A*B" などのように記述することが多い．

(4) 変量要因 radom factor

⦿ 測定者が特に水準を設定・固定しない要因または水準の差に興味のない要因を変量要因と呼ぶ．

⦿ たとえば20歳代・30歳代・40歳代のそれぞれ被検者6人（例題ではすべての水準で被検者数は等しいが，不均等であってもよい），は水準であり，全体として"被検者"要因であるとも考えられる．

⦿ 多くの実験では，被検者1人1人の差は知らなくてもよい．水準の差は興味がないので変量要因となる．

1）端的にいえば，多重比較法を行って水準の差を見たい要因は，固定要因である．

- 変量要因と他のどのような要因とも交互作用を考えないきまりになっている.

さらにブロック要因というものもある.

(5) ブロック要因 block factor
- 系統誤差となる要因. 変量要因と同様に, 交互作用を考えない要因である.
- ブロック要因は, 実験を行う者の考え方によって, 固定要因にも変量要因にもなり得る. つまり, 水準の差に興味があるか, 否かは実験者の考え方次第である.
- たとえば, 血圧を測るときの"気温の差"は系統誤差である. これを要因として影響を調整するときは, ブロック要因となる.

(6) 交互作用 interaction
- 交互作用とは, 結果に対する原因の影響が, 別の要因の有無・程度によって変化することである (図 4-1a).
- 図 4-1b は, 年齢の高い人は血圧が高く, 年齢の低い人は血圧が低いという例である. その関係が, 運動習慣という要因によって変化するのである. つまり, 年齢が低くてかつ運動習慣があると血圧は低くなり, 年齢が高くてかつ運動習慣がないと血圧が高くなるという相乗効果を意味する. これが交互作用である. §8.3 (p.181) でも詳細に説明する.

交互作用と▶
交絡

(7) 交互作用と交絡 confounding の違い
- ①原因と思われる項目と関連し, かつ②結果と因果関係にある因子を交絡因子といい, 交絡因子の存在する状態を交絡という (図 4-1c).
- 図 4-1d は, 給料が高いほど血圧が高いという結論に対して, 実は年齢の高い低い (交絡因子) が影響していた, という例である.
- 年齢は, ①原因と思われる項目 (給料) と関連し, かつ②血圧と因果関係にある (と考えられる) ため, 交絡因子となる.

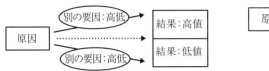

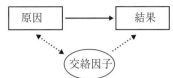

a. 交互作用：原因・結果と交互作用

c. 交絡：原因・結果と交絡因子

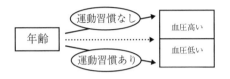

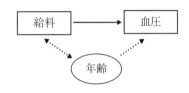

b. 年齢が高く，かつ運動習慣がないときは，より血圧が高い（交互作用の例）

d. 給料と血圧が関係する?!（交絡の例）

図4-1　交互作用と交絡の違い

- 仮に，図4-1bの例で，運動習慣を交絡因子として考えることができるだろうか．運動習慣は，給料であっても年齢であっても関連するようには思えない．もちろん偶然関連することはあり得るだろうが，通常では考えられない．運動習慣と血圧の高低とは因果関係にあるかもしれないが……．上述の①を満たさないので，この例における運動習慣は，交絡因子ではない．

(8) プーリングとは

- 分散分析によって，影響（効果）のない（有意ではない）要因を，誤差と見なしてモデルを変更し，再解析すること．

- 理論的にプーリングそのものを行ってよいか，悪いか確定した意見がないので，ここでは用語の解説程度に止める．

- 2元配置以上の分散分析や2要因以上の反復測定分散分析などで考慮され，多くは交互作用に対して行われる．
  - 交互作用を想定しないときや，影響が無視してもよいくらいに小さいとき（$p \geqq 5\%$ [2] で有意ではないとき），解析のモデルに含めず，誤差項としてしまう．
- 固定要因が有意ではない（$p \geqq 5\%$）ときも，プーリングすることはあるが，これに関しては賛否両論である．
- 滅多に使うものではないので，具体的な手順は説明しないでおく．

② 実験計画法の3原則

実験計画法の▶
3原則—繰り
返し，無作為
化，局所管理

実験計画法には繰り返し，無作為化，局所管理という3原則がある．

(1) 繰り返し replication

- データは，水準ごとに複数回の繰り返し測定によって得るべきである．
- さらに，その繰り返しの測定は独立でなければならない．最も簡単な例えとしては，異なる（互いに独立な）被検者からとられたデータということである．
- 同一の人に対して時系列的に繰り返してとられたデータは，独立ではない [3]．
  - 被検者 A，B，C の3人に対して，何らかの病気の発症後1か月後，2か月後，3か月後と反復測定した場合．
- 繰り返しの数は，どちらかといえば多いほうがよい．2人よりは5人のほうがよく，5人よりは100人のほうがよい．それによってデータのバラツキの大きさを把握しやすくなり，また誤差を小さくして推定精度を

2） 20%以上との意見もあるが，明確な基準ではない．
3） 独立ではないときは特に，"反復測定"と呼ぶ．
4） 平均を推定する際の標準誤差が小さくなる，という意味である．

上げる[4] ことにつながる.

補足：“繰り返し”と“反復測定”

　replication の正しい邦訳は“反復”である．“繰り返し”の正しい訳は repeat
である．しかし，第9・10章で述べる，repeated measurements ANOVA は“反
復測定による分散分析”として記述される．この矛盾に関して議論が為されると
きもあるが，答えは出ていない．本書では一般的な記述方法である replication ＝
繰り返し，repeated measurements ANOVA ＝反復測定による分散分析，とする．

⑵　無作為化　randomization

- 繰り返し測定は無作為に行うということである.
- 繰り返し測定において日時や場所，測定順序などが規則的に一定してい
  ると，系統誤差が生じてしまう.
  - ➤ 血圧の測定をいつも夕方から行うとすれば，血圧は時間帯によって
    異なるために，時間の規則性が影響する．そこで，朝，昼，夕方な
    どの時間帯を無作為にして測定すれば，この偏りは消えてしまう.

⑶　局所管理　local control

- 系統誤差の影響が均等になるようにコントロールして測定条件を配置す
  ることである.
- 現実的に無作為化は難しいことが多い.
- 血圧の測定を行う時間帯では，朝・昼・夕方を均等に配置して測定する
  ことで偏りを小さくする.

- 要因とは，実験で取り上げられて調べる変数のことである.

- 水準とは要因を質的に分類したり，量的に変化させた条件のことである.

- 交互作用とは，原因と結果があって，その原因の効果を変化させる変数である. 交絡とは異なる概念である.

- 実験計画法の 3 原則として，繰り返し，無作為化，局所管理がある.

§4.3 完全無作為化法とは

完全無作為化▶
法の例

まずは，下の例を挙げて解説する.

> 20 歳代 6 人，30 歳代 6 人，40 歳代 6 人を対象として，血圧を測るとする. 年代によって血圧に差があるかどうかを知りたい.
>
> ところが，血圧の変動に影響する要因としては，①時間帯（朝か昼か夜か），②食事（食前か食後か）などがある.
>
> 血圧測定の際に，①，②の違いが影響している可能性があるときは，どうやって測定したらよいのだろうか.

- {20 歳代，30 歳代，40 歳代} という水準で構成された，"年代" という要因を考えている. 年代の要因によって，血圧に差があるかどうかを知りたいわけである.

- そこで，実際に年代別に血圧を測定してみたが……. 表 4-1 のように測定した時間帯を確認すると，20 歳代では夜，30 歳代では昼，40 歳代では朝が多く，時間帯にバイアスがあった. これでは，バイアスに埋もれて，

表 4-1 血圧を測定するときの時間帯

20 歳代	30 歳代	40 歳代
夜	昼	朝
朝	昼	朝
夜	夜	昼
夜	朝	朝
昼	昼	朝
夜	昼	朝

※各水準で 6 人ずつ，18 人の測定を想定
したとき．

表 4-2 血圧を測定するときの時間帯
（完全無作為化法の例）

20 歳代	30 歳代	40 歳代
夜	朝	朝
夜	朝	朝
昼	昼	昼
昼	夜	昼
朝	昼	夜
朝	夜	夜

※この例では，各水準ごとに朝，昼，夜
が 2 回ずつ均等に入っているが，実際
には無作為なので，必ずしも均等に入
るとは限らない．したがって，均等化
を目指すなら，繰り返し数を多くして
対応すればよい．

本当に年代の差なのか，実は時間帯の差なのかわからなくなってしまう．

● そこで，表 4-2 のように各水準内でバイアスと考えられる時間帯を無作
為化してみたらどうであろうか．

● これを完全無作為化法 completely randomized design という．

● これによって各水準に無作為に時間帯が入る．各水準に時間帯の影響が偏
りなく入ることで，時間帯の影響を無視できるのである．

● 差を見たい要因に対して，その差に影響すると思われるバイアスを無
作為に割り当てようとする方法が完全無作為化法である．

§4.4 乱塊法とは

乱塊法の例▶　完全無作為化法により，時間帯によるバイアスを無視できるほどに小さくして，血圧の年代の影響を検討できるようになった．しかし，これも場合によっては問題がある．

● たとえば，研究を行う者が，何かの理由で1日に3人しか測定できないとする．もし，**表4-2** の条件で無作為に測定したとして……，

　　1日目：20歳代1人目を朝→20歳代2人目を昼→20歳代3人目を夜
　　2日目：20歳代4人目を朝→20歳代5人目を昼→20歳代6人目を夜
　　3日目：30歳代1人目を朝→30歳代2人目を昼→40歳代1人目を夜
　　4日目：40歳代2人目を朝→30歳代3人目を昼→30歳代4人目を夜
　　5日目：30歳代5人目を朝→40歳代3人目を昼→30歳代6人目を夜
　　6日目：40歳代4人目を朝→40歳代5人目を昼→40歳代6人目を夜

となったとする．各年代で朝，昼，夜は均等に入っている．

● この場合，繰り返し測定と無作為化は満たしているが，1日目・2日目の前半では20歳代が多く，5日目・6日目の後半では40歳代が多い，という測定日の中で偏りが生じてしまった．無作為だから，このようになってしまうこともめずらしくはない．

● たとえば，検者は1・2日目はまだ疲れも少ないが，5・6日目は週末で仕事の疲れがよりいっそう出てしまうゆえに測定の正確性は落ちるとすれば……，このデータには測定日ごとでバイアスが生じてしまう．

- もちろん測定者は1週間の後半で疲れないようにしなければならないのだが，それでも絶対大丈夫ではないだろう．そこで，この測定日もコントロールする（局所管理）．

- "疲れ"というバイアスを均等に配置するために，測定日を水準化する．この水準をブロック **block**（区画）と呼ぶ．したがって，この水準全体をブロック要因という．このようにブロック要因も考慮して局所管理を含めたデザインが，**乱塊法 randomized block design** である．

- 表4-3のように，1日目，2日目，……という日数の水準をブロック要因として，各ブロックの中で必ず3つの年代すべての測定を行うように配分する．

表4-3 血圧を測定するときの時間帯
（乱塊法の例）

	20歳代	30歳代	40歳代
1日目	朝	昼	夜
2日目	昼	夜	朝
3日目	夜	昼	朝
4日目	昼	朝	夜
5日目	朝	夜	昼
6日目	夜	朝	昼

※各水準で6人ずつ，18人の測定を想定したとき．各ブロック（測定日）に，朝，昼，夜が均等配分されている．

- 測定順序による未知の要因が影響する恐れがあるときに，乱塊法を考慮すれば，かなりその影響を除外した状態で，興味のある要因の差を検討できる．

> - 差を見たい要因に対して影響すると思われるバイアスを，水準間だけではなく，水準内でも均等割り当てようとする方法が乱塊法である．

　　　乱塊法を利用して測定時間帯と測定日の影響を小さくすることができたが，もう一度**表4-3**を詳しく見てほしい.

- 各年代について表を縦方向に見ると，測定時間帯の朝・昼・夜が2回ずつ含まれている.

- 各測定日について表を横方向に見ても，朝・昼・夜が各年代に1回ずつ配分されている.

- したがって，測定時間帯の影響および測定日の影響はそれぞれ均等である.

- しかし，たとえば40歳代に限定して考えると昼が5日目と6日目だけに入っていて，"40歳代かつ昼"の値には測定者の慣れや疲労の影響を受けやすくなるのではないか……?　という疑問が出てきた.

- この問題を解決する実験デザインとして，**ラテン方格法 Latin square design** が役立つ.

ラテン方格法▶
の例
- ラテン方格とは，**表4-4**に示すような配列のことである.どの行を見ても，またどの列を見ても1〜3または1〜4の数字が1回ずつ偏りなく現れている.

表 4-4　ラテン方格の例

a. 3×3 ラテン方格

1	2	3
2	3	1
3	1	2

b. 4×4 ラテン方格

1	2	4	3
2	3	1	4
3	4	2	1
4	1	3	2

※表内数値は，水準のことである．

表 4-5　血圧を測定するときの時間帯（ラテン方格法の例）

	20 歳代	30 歳代	40 歳代
1日目	朝	昼	夜
2日目	昼	夜	朝
3日目	夜	朝	昼

※各水準で 3 人ずつ，9 人の測定を想定したとき．
各年代・各測定日で朝・昼・夜が均等配分されている．

- 血圧測定の例に，ラテン方格を当てはめると**表 4-5** のような配置になる．年代・測定時間帯・測定日の 3 つの要因について，すべての水準が均等に入る配置である．

- ところで，ラテン方格は，行と列の数が等しくなければならず，n 行，n 列の場合は，$n \times n$ ラテン方格と表す．

- したがってラテン方格法を適用するときには，すべての要因の水準数を同じにする必要がある．この例では，年代と測定時間帯はどちらも 3 つの水準をもっているため，それにならって測定日も 3 水準まで設定されており，$3 \times 3 = 9$ 人の測定となる．

- この例で繰り返しの数を多くしたいときは，9の倍数で増やさなければならない．たとえば18人を対象に測定する場合には，表4-6のようにラテン方格法を応用するとよい．これであれば，"40歳代かつ昼"の測定が後半に偏るといった系統誤差もかなり小さくなった．

- 乱塊法とラテン方格法の違いとしては，乱塊法はブロックごとに要因の影響が均等に配置されるのに対して，ラテン方格法ではすべての要因の関係を考えてもその影響が均等になる点が挙げられる．また，ラテン方格法はすべての要因の水準数をそろえなければならないが，乱塊法ではその制約を設ける必要がない点も異なる．

血圧測定を行う際に，これまで述べた年代・測定時間帯・測定日の要因の他に，食事（食前か食後か）の要因についても考慮したいとする．この場合は，ラテン方格法の考え方を拡張した**グレコラテン方格法 Graeco-Latin square design** が利用できる．

表4-6　血圧を測定するときの時間帯（ラテン方格法の応用例）

a. 3×3ラテン方格をそのまま繰り返す配置例

	20歳代	30歳代	40歳代
1日目	朝	昼	夜
2日目	昼	夜	朝
3日目	夜	朝	昼
4日目	朝	昼	夜
5日目	昼	夜	朝
6日目	夜	朝	昼

※各水準で6人ずつ，18人の測定を想定したとき．1日目から3日目までのラテン方格配置を，4日目から6日目にそのまま当てはめている．

b. 異なる2つの3×3ラテン方格を用いる配置例

	20歳代	30歳代	40歳代
1日目	朝	昼	夜
2日目	昼	夜	朝
3日目	夜	朝	昼
4日目	朝	夜	昼
5日目	夜	昼	朝
6日目	昼	朝	夜

※各水準で6人ずつ，18人の測定を想定したとき．1日目から3日目までの配置と4日目から6日目までの配置は異なる．

● グレコラテン方格法は，**表 4-7c** のように 2 種類のラテン方格を組み合わせた方法である．

● 表の中にある"食中"とは食事中の意味である．これはあまり現実的とはいえないがラテン方格の性質上，食事の水準数も 3 つにするために設けた水準である．

表 4-7　血圧を測定するときの時間帯・食事の均等配置（グレコラテン方格法の例）

a. 時間帯の均等配置（3×3 ラテン方格）

	20 歳代	30 歳代	40 歳代
1 日目	朝	昼	夜
2 日目	昼	夜	朝
3 日目	夜	朝	昼

※各水準で 3 人ずつ，9 人の測定を想定したとき．
　各年代・各測定日で朝・昼・夜が均等配分されている．

b. 食事の均等配置（3×3 ラテン方格）

	20 歳代	30 歳代	40 歳代
1 日目	食前	食後	食中
2 日目	食中	食前	食後
3 日目	食後	食中	食前

※各水準で 3 人ずつ，9 人の測定を想定したとき．
　各年代・各測定日で食前・食中・食後が均等配分されている．

c. 時間帯・食事の均等配置
（a，b の 3×3 ラテン方格の組み合わせ）

	20 歳代	30 歳代	40 歳代
1 日目	朝・食前	昼・食後	夜・食中
2 日目	昼・食中	夜・食前	朝・食後
3 日目	夜・食後	朝・食中	昼・食前

※各水準で 3 人ずつ，9 人の測定を想定したとき．
　各年代・各測定日で朝・昼・夜および食前・食中・
　食後のすべての組み合わせが均等配分されている．

- 測定時間帯と食事の各水準の組み合わせ，つまり"朝・食前"，"昼・食前"，"夜・食前"，"朝・食中"，"昼・食中"，"夜・食中"，"朝・食後"，"昼・食後"，"夜・食後"が1回ずつ含まれ，なおかつ年代・測定日の偏りが最小限となるよう配置されている．

- 差を見たい要因に対して影響すると思われるバイアスを，複数考慮するデザインとして，さらにラテン方格法，グレコラテン方格法などがある．

第4章のまとめ

本章では，データのとり方の基本的な考え方となる，実験計画法について説明した．実験計画法はデータをとるうえで，系統誤差（バイアス）を可能な限り排除するための対策法の1つである．しかし現実には，常に上手くいくとは限らない．

この章では，以下のことを説明できるようにしておこう．

- ☐ 系統誤差とは何か？
- ☐ 3つの主要なバイアスとは？
- ☐ 固定要因と変量要因の違いは？
- ☐ 交互作用と交絡の違いは？
- ☐ 実験計画法の3原則は理解できたか？
- ☐ 完全無作為化法，乱塊法，ラテン方格法の違いは？

第5章 データをとる・とったら

> ・研究計画書が作成できるようにする
> ・局所管理を考慮したデザインができる
> ・基本的グラフの特徴を知る
> ・記述統計量の提示方法を知る

§5.1 データをとる計画

　研究の性格によって，データのとり方は変わる．綿密な研究計画をたてて，厳密な環境下の実験室で詳細なマニュアルの手順通りにデータをとる研究から，もともとデータベースに用意されたデータをもとにして，何か新しい発見があるだろうかと探索的に始める研究まで，様々である．

　理想としては無作為抽出されたものを対象とし，信頼性と妥当性の保証された測定法を用いて厳密な統制された環境下で収集されるデータが望まれる．しかしたとえば，日常の業務中に測定する場合，ましてや日常の業務で複数の検査者によってルーチンワークとして測定する場合は，なかなかそうはいかない．当然ながら，研究は事前に研究計画を練ってから始めるのが望ましいのだが，必ず事前計画しなければ研究できないというわけではない[1]．

　とはいっても，研究を始める前に少なくとも "何を知りたいか" といった目

的は，事前に具体化しておいた方がよい．目的のない研究はあり得ないから，明確化できるはずである．

　そのために研究計画書の作成（表5-1）は基本となる．計画書は詳細であればあるほどよいが，その作成段階で意欲減退するかもしれない．簡単でもいいので，書きとどめておくことを推奨する．ときおり時間をかけて研究を続け

表 5-1　研究計画書に盛り込む項目例

1）研究テーマ

PECO（または PICO）に基づいた構文で表すとよい．

・Patients　　　　どのような患者（対象者）に対して

・Exposure（Intervention）　どのような暴露（介入）を行うと

・Comparison　何と比較して

　　　　　　　　（比較対象がある場合のみ）

・Outcome　　　どうなるか

2）研究デザイン

横断研究か？，後ろ向き研究か？，前向き研究か？［→ §2.3（p.21）］

3）対象の選択

対象地域，具体的な選択基準，除外基準［→ §2.5 の①（p.30）］

必要な人数の決定［→ §3.2 の①（p.46）］

4）測定変数の決定

変化または効果を判定するにふさわしい測定・評価か？

測定の信頼性・妥当性の確認［§1.2（p.3），§1.3（p.7），§3.3（p.56）］

5）統計解析の適用

厳密な解析手法の決定よりは，結果の正しい解釈が重要

1）　事前に研究計画を立てることは研究を行う上での大原則に違いないが，歴史的に見ても有益な研究が必ず事前に計画されていたわけではない．だからといって，研究計画を立てなくてもよいといっているわけではない．

ていくうちに「いったい何のためにデータを取っていたのだろうか？」と目的を失うことがある．そのためにも必要である．

表5-1の内容を具体的に説明すると以下のとおりとなる．

1 研究テーマ

PECO の要約▶ リサーチクエスチョンを明確にする．PECO の要約がよい．

(1) P：①年齢層，②性別の比，③職業・日常の過ごし方（スポーツを好む，外出が多い・少ないなど）の属性も明確化する．

  例）当診療所へ週1回以上，高血圧の診断で外来通院している60歳以上の患者（男女比は問わない）．職業は無く，日常の運動も特に行っていない者

(2) E：実験的（介入）研究の場合は，介入の内容を詳細に決める．観察的研究の場合は，測定項目を述べる．

  例）実験的研究の場合：1日1回，時間帯は問わず30分間連続で平地歩行を1か月継続したとき

  例）観察的研究の場合：1日の歩行量が多いとき（3000歩/日以上）

(3) C：何と比べて

  例）特に運動をしていない者に比べて

(4) O：どうなるか

  例）血圧値が正常域へ変化する

② 研究デザイン

● 研究デザインは，第2章を参照に決定しておく．

● いくつかの研究デザインが混在することもある．

● 自らの研究において，何が弱点かを押さえる．
  ◦ 研究の弱点を，何が何でも改善しなければならないことはない．研究の限界を押さえて，結果を解釈し，考察することが重要である．

③ 対象の選択

● 対象（調査対象集団）を明確にする．
  ◦ 調査対象集団，母集団，標本の定義を具体化する．［→ §2.2（p.19）］

● 標本の大きさ n，検出力を見積もる．
  ◦ §3.2（p.46）を参照する．
  ◦ 脱落例が危ぶまれるときは，経験的にしか推定できないが，脱落の程度分を多めに見積もって対象を決める．
  ◦ もちろん，環境，費用，時間などの都合で，症例数を満たすことが不可能なときは，無理にでも集めなければならないというわけではない．事前に計画しておくことが重要である．

④ 測定変数の決定

- 計測指標 outcome（アウトカム）を決める.

ゴールドスタ▶ンダード

　- 評価項目として，**ゴールドスタンダード gold standard**（黄金律）と見なされる基準[2] を用いるのが理想である. ゴールドスタンダードとは，ある状態を表すために，専門家の間で最も信用できると認められている基準である.

　- ただし，「これがゴールドスタンダードである」と明言，周知されているものは少ないことや，それを規定する客観的基準は不明であることから，ほとんど使用されることはないと考える.

　- 可能な限り信頼性・妥当性が保証され，周知されている評価法を用いる.

　- 評価指標は 1 つの評価法に絞った方がよいが，複雑な現象を表すためには**テストバッテリー test battery** を利用することもある. テストバッテリーとは，多面的な概念を表現するために組み合わされる，2 つ以上の評価指標のまとまりである. 各評価指標は，やはり信頼性，妥当性の保証されたものを用いるべきである.

　- 何よりも大切なのは，研究の目的となる，変化の把握，介入による効果などの判定として，適切な測定・評価法が用いられているか？　である.

- 測定の信頼性・妥当性を求める.

　- 必ずしもゴールドスタンダードで評価・測定しなければならないとか，信頼性・妥当性が保証されていなければならないというわけではない.

　- 治療の効果や，知ろうとする状態を忠実に表すためには，研究者が独自に作成した評価法を用いることもあろうから，それが，不適切ということはない.

2）　一般的には評価基準というより，診断・評価の手順を指すことが多い.

- 仮に信頼性・妥当性の保証された評価法が存在しないときは，予備研究として，信頼性・妥当性を調べておくことが望ましい．信頼性の指標を求めるためには §3.3（p.56）を参照する．

- ● ただし，何を知るために測定するのかを，よく考えなければならない．
  - 「ゴールドスタンダートだから大丈夫」とか，「信頼性・妥当性の保証された評価法で，専門家も皆使っているからよいだろう」という根拠で測定した場合，本当に知りたいことを表しているかは熟考しなければならない．
  - たとえば"意欲の出る薬"を開発したとして被検者に飲ませて効果を判定するとき，客観的指標として何らかのホルモンの血中濃度や，うつ尺度を用いて効果判定をする方法が一般的かもしれない．しかし実は，意欲が出ることによって社会的な交流が増えるという効果を期待しているときは，ホルモンの血中濃度や，うつ尺度の変化がどの程度の意味をもつか，という疑問が沸く．

⑤ 統計解析の適用

- ● 統計的だけではなく臨床的に意味があるか．
  - 有意確率[3] p が $p < 0.05$ であれば，統計的に，有意な差があるとか，有意な相関がある，ことは確かであるが，実際に差の程度，相関の程度は不明である．
  - p の大きさと，差の大きさや相関の大きさとは関係がない．したがって，p が小さければ差が大きいというわけではない．
  - §3.1 の①（p.38）も参照して，統計的検定による結果の正しい解釈法を留意しておく．

3）正確には有意確率という用語は無く，単に"確率"というのが正しい．しかし，有意確率という用語は用いられることが多いため，本書では敢えて使用する．

- 研究計画は事前に，具体化して計画書として記録に残しておく

- 研究テーマは PECO に基づいた構文で具体化する

- 対象の選択は，調査対象集団，母集団，標本の位置づけを明確にする

- 測定変数は，根拠付けて決定しておく必要がある．ゴールドスタンダードや信頼性・妥当性の保証された評価法という権威にとらわれて決定するよりも，純粋に何が知りたいか，それに対する評価法としてふさわしいかを熟考しなければならない

Column　アウトカムとエンドポイント

　アウトカムとは，何らかの原因（暴露や介入）に影響を受けて現れる結果の現象で，数学的・統計的手続きを行って得られる結果変数のことである．最も注目する主要なアウトカムと，副次的なアウトカムがある．原因と結果の関係で，単に結果を表す変数だから，研究によって知りたいと思う結果や介入・治療により得られる望ましい結果である必要はない．

　アウトカムと混同される用語に，エンドポイント endpoint というものがある．エンドポイントとは直訳すると，終了点，終点であり，経過観察の終了点と捉えられる．エンドポイントは，介入の効果の最終的な目標となる事実上の指標である．アウトカムのように数値化されるとは限らない．

　たとえば，脈拍が 0 拍/分はアウトカム，死亡はエンドポイントである．骨折患者が歩くためのリハビリテーション治療を受けて，歩けるようになる状態がエンドポイント，一定距離を歩く時間はアウトカムとなる．極端にいえば，エンドポイントは広く一般人でも理解できる形で表される現象で，アウトカムは専門職が測定し，共有する専門的な数値情報のことである．

　ただ，アウトカムとエンドポイントは明確に区分けして使用されることはまれで，アウトカム＝エンドポイントとして表されることも多い．

§5.2 データをとるときの工夫

　信頼性・妥当性の保証された評価法であれば誰が測定しても大丈夫，というわけではない．基本的に，データを測った人が信頼のできる測定者・検査者であるかは重要である．必要があれば，事前にデータを測る人の測定の信頼性を調べておくべきである．

　測定する際には，様々な影響要因がある．たとえば，測定を重ねることによって被検者に慣れや，疲れが生じる場合である．これに対しては，いくら検査者が訓練によって高い信頼性を獲得していたとしても，排除することは難しい．

　こうしたバイアス（系統誤差）を排除する工夫として，実験計画法［→§4.2（p.76）］を提案した．この実験計画法をどのように活用するか，いくつかの例を挙げて述べてみることにする．

1 実験環境の統制された条件での測定における局所管理

　念入りに計画されて実験環境の管理された条件であれば，比較的精度の高い測定が可能である．

> 　4人（a，b，c，d）の対象者に対して，体力テストを行うとする．種目は，①上体起こし，②長座位体前屈，③開眼片足立ち，④10m障害物歩行とする．

　この4人に対して，①→②→③→④の順に測定するとする．各被検者に対して，2つ以上の測定条件で反復して測定するため，**反復測定 repeated measure** と呼ぶ．反復測定は，被検者が少なくて済む利点はあるが，前に測定された条件の**持ち越し効果 carry-over effect** が影響する可能性があるために，ことさら局所管理が重要となってくる．

この例では，①→②→③→④の順に測定するならば，最後の④の測定時には対象者全員が疲労してしまい，本領発揮できないかもしれない．つまり，④の測定結果は疲労が加わった値となるだろう．逆に①〜③の測定がウォーミングアップの効果をもたらして，調子はよくなるかもしれない．このような測定順序の影響に関しては，第4章で述べた局所管理を考えなければならないと述べた．

第4章では，ラテン方格法やグレコラテン方格法の例を挙げたが，もっと厳密に管理する方法を考える．それが**循環法★rotation method**である．

循環法の例▶

★森　敏昭，吉田寿夫：『心理学のためのデータ解析テクニカルブック』．北大路書房，1990.

● 表5-2はラテン方格法に基づいて，①〜④の実験を割り当てた4つの例である．すべての表で，どの行にも，どの列にも①〜④の条件が1つずつ当てはまるように配置されている[4]．

表5-2　ラテン方格法による実験条件の配置（4種類の例）

A		1回目	2回目	3回目	4回目
被検者	a	①	②	③	④
	b	②	①	④	③
	c	③	④	②	①
	d	④	③	①	②

B		1回目	2回目	3回目	4回目
被検者	a	①	②	③	④
	b	②	③	④	①
	c	③	④	①	②
	d	④	①	②	③

C		1回目	2回目	3回目	4回目
被検者	a	①	②	③	④
	b	②	①	④	③
	c	③	④	①	②
	d	④	③	②	①

D		1回目	2回目	3回目	4回目
被検者	a	①	②	③	④
	b	②	④→①		③
	c	③	①	④→②	
	d	④→③		②	①

① 　上体起こし
② 　長座位体前屈
③ 　開眼片足立ち
④ 　10m 障害物歩行

---

4) 　4×4のラテン方格配置は，576種類あることがわかっているので，これはそのうちの4つ．

● ここで気になるのは，Aの表では①→②の測定順が被検者aの1回目-2回目，被検者dの3回目-4回目に，2つ存在することである．となると，たとえば被検者aとdは①の疲れを②に持ち越すのである．Cの表でも同様である．よくみると③→④も2つある．Bの表では①→②，③→④という順序が3回ずつある．

● しかし，AとCの表ではその逆である②→①の順序は2つあるし，さらに④→③も2つあるので，上手く相殺されてバランスが取れているともいえる．

● ④の測定は"他よりも，ずば抜けて疲れる"と仮定しよう．仮に③の後の疲れ度合いは"5"，④の後の疲れ度合いは"15"とすると，A・Cの表で③→④が2つ，逆の④→③が2つあるのでバランスが取れる，とはいえなくなってくる．

● さてDの表は，どうだろうか．①→②という順番の測定は被検者aの1つのみである．"他よりも，ずば抜けて疲れる"④の測定の後は①，②，③が均等に割り当てられている（図中，矢印）．他の条件でも同様である．これによって，全条件に対して均等に持ち越し効果が影響する．しかも各測定回数ごとに，条件が均等に現れる．

● これが循環法という配置である．循環法の配置を簡単に作成するためには，**表 5-3** を参照すればよい．

● ただし，循環法は被検者＝条件数（3または偶数）×整数としなければならない制約がある．

表5-3　循環法の配置の作成方法

1. 条件数は3または偶数に限る．横（列）に測定回数，行に被検者名を入れる．被検者数は，条件数の整数倍でなければならない．
2. 表を作成して最上行に条件1, 2, m, 3, $m-1$, 4, $m-2$, …と入力する．ここの例では，6条件（$m=6$）とする．

		1回目	2回目	3回目	4回目	5回目	6回目
被検者	a	1	2	6 (m)	3	5 ($m-1$)	4
	b						
	c						
	d						
	e						
	f						

3. 最上行から下に向かって，+1ずつ番号を振っていく．
   条件mの次は，1へ戻る．　　　　　　6の次は1から振り直す

		1回目	2回目	3回目	4回目	5回目	6回目
被検者	a	1	2	6	3	5	4
	b	2	3	1	4	6	5
	c	3	4	2	5	1	6
	d	4	5	3	6	2	1
	e	5	6	4	1	3	2
	f	6	1	5	2	4	3

● 条件数が3以外の奇数のときは，**表5–4**を参照する．表を2つ作らなけれ
ばならないので，被検者＝条件数（3以外の奇数）×整数×2の制約がある．

表5–4　条件数が奇数（3以外）のときの循環法の配置

1. 奇数の条件で，通常通りに作る．横（列）に測定回数，行に被検者名を入れる．
2. 表を作成して最上行に条件1，2，m，3，$m-1$，4，$m-2$，…と入力する．
ここの例では，5条件（$m=5$）とする．

	1回目	2回目	3回目	4回目	5回目
a	1	2	5 (m)	3	4 ($m-1$)
b					
c					
d					
e					

（左：被検者）

3. 最上行から下に向かって，＋1ずつ番号を振っていく．
条件 m の次は，1へ戻る．

5の次は1から振り直す

	1回目	2回目	3回目	4回目	5回目
a	1	2	5	3	4
b	2	3	1	4	5
c	3	4	2	5	1
d	4	5	3	1	2
e	5	1	4	2	3

（左：被検者）

4. 上の表と順番が逆の表をもう1つ作る．

上の表の1行目と比べて順番が逆

	1回目	2回目	3回目	4回目	5回目
f	4	3	5	2	1
g	5	4	1	3	2
h	1	5	2	4	3
i	2	1	3	5	4
j	3	2	4	1	5

（左：被検者）

5. 2つの表を併せて測定条件とする．

- ここでは，測定順の影響を考慮した例を挙げたが，たとえば日内時間の変化の影響を考慮して…というなら，**表 5-2** の"1回目，…，4回目"を"朝，昼，夕方，就寝前"などのように置き換える．

② 経時的な反復測定における局所管理

上で述べた循環法は，すべての条件の測定を比較的短時間で終了する場合は有効であるが，長い期間をかけて測定する経時的なデータでは適用できない．たとえば下の例を挙げる．

> 4人（a，b，c，d）の対象者に対して，開眼片足立ちを，①今日，②1か月後，③2か月後，④3か月後に測定する．

- この例を，たとえば**表 5-5** のように循環法で配置したとしても，時間を前後して測ることはあり得ない．
  - 被検者 a の 3 か月後データを 3 回目に測って，2 か月後データを 4 回目に測ることはあり得ない．

表 5-5　開眼片足立ちの測定例 1

		今日	1か月後	2か月後	3か月後
被検者	a	①	②	④	③
	b	②	③	①	④
	c	③	④	②	①
	d	④	①	③	②

① 1回目
② 2回目
③ 3回目
④ 4回目

- 表 5-5 の列（測定日）ごとに，被検者の測定順を変えて測るようにすれ
  ばよいだろう．つまり，今日の測定は被検者 a → b → c → d，1か月後の
  測定は被検者 d → a → b → c の順に行う．

- そもそも今日の測定が，1か月後の測定に影響するかは不明であり，影響
  は小さいかもしれない．
  - ただし，測定中に何か不快な思いをした被検者がいるとき，1か月ぐら
    いの間隔でも，次の測定に影響してしまう可能性はあるだろう．これは
    避けられない事実である．

③ 局所管理が全く考慮されていない・できない場合

　上述してきた測定の方法は，少なからずとも測定に付随するバイアスを少な
くするための局所管理を考慮したものである．しかし，この局所管理が全く考
慮されない，もしくはできない場合もある．むしろ，考慮できないケースが多
いかもしれない．

　その場合は，残念ながらバイアスの影響を無視することはできない．

- データを測定順に並べて，グラフで確認するのが最もよい．
  - 図 5-1 は健常人23人を対象として，何らかの筋力値を5回繰り返し測
    定したデータである★．
  - 図 5-1a は個人の生データを表しているので，値の推移を観察できる．
    また，図 5-1b は1回目の測定値を0として，それ以降の測定との差を
    出力したものである．図 5-1c は1つ前の測定値との差を順に出力した
    ものである．

CHECK !

★図 5-1 は煩雑
で見にくいグラ
フとなっている
が，値の変動に
何らかの傾向が
あるかどうかだ
けを見れたら十
分である．

- 図 5-1 を見る限りでは，値の変化が複数名で一致しているなどの規則性
  は見つからないので，順序の影響は小さいと想定される．

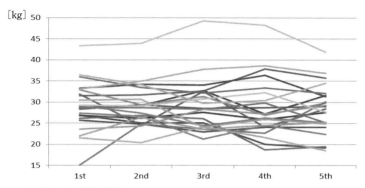

a. 生データの個人出力

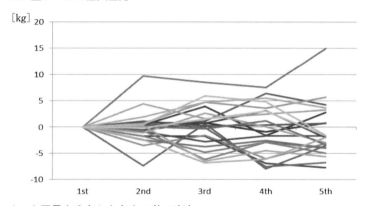

b. 1回目を0としたときの差の出力

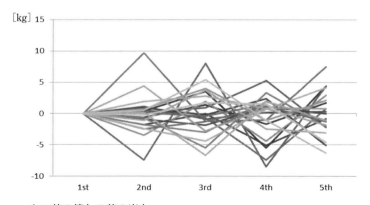

c. 1つ前の値との差の出力

図 5-1　測定順序の影響をグラフで観察する

- グラフによる確認は確かに主観的であるが，統計値だけだと見逃してしまう問題を発見できるときがあるので，常にグラフ化して観察することを習慣づけるとよい．

- 局所管理は，可能な限り考慮すべきである

- あらゆる測定において，局所管理が万全に行えるとは限らない

- 実際には局所管理を，全く考慮できないときさえある

- 計画的にとられなかったデータは，グラフを観察したり，カテゴリー別に層化してみたり，綿密な事前解析が必要となる

---

§5.3 データの表現

データをグラ▶
フで表現する

データをとったら，グラフによる表現をするのが基本である．ここでは様々なグラフの表し方について述べる．図5-2は，図5-1で紹介したデータを，異なる3種類のグラフで表した図である．

グラフを描く作業は，ただ単に描いて観察するというのではなく，なぜこうした形になるのだろうという疑問を持って，いろいろと試す心構えが重要である．

(1) エラーバーグラフ **error bar plot**（図5-2）
- エラーバーグラフは，平均を真ん中の点で表し，上下に伸びた線を標準偏差（*sd*），標準誤差（*se*），信頼区間で表すグラフである．通常は，平均±標準偏差で表すことが多い．データが正規分布に従うならば使用可能なグラフである．
- 平均と標準偏差の変化を観察できる．

⑵　箱ひげ図 [5] **box-and-whisker plot**（図5-3）

　◉　箱ひげ図は，真ん中の線を中央値，四角で囲った箱の上辺と下辺をそれ
　　ぞれ25%値（第1四分位数 [6]），75%値（第3四分位数）で表す．

　◉　この箱の縦幅は，**四分位範囲 interquartile range**（IQR：＝第3四分位
　　数から第1四分位数を引いた値）と呼ばれる．

　◉　上下に伸びる線については，下の方が第1四分位数−1.5×IQRの範囲
　　内で最も小さい値まで伸ばし，上の方が第1四分位数＋1.5×IQRの範
　　囲内で最も大きい値まで伸ばす．

　◉　その範囲を超えたデータは，点で表す．

　◉　中央値とIQRの変化を観察できる．エラーバーグラフよりは細かな情
　　報を得ることができ，また外れ値の有無も確認できるため，仮に正規分
　　布に従うデータであっても観察した方がよいといわれる．

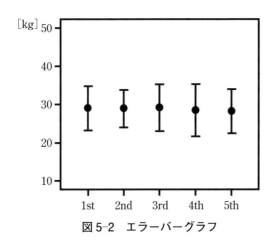

図5-2　エラーバーグラフ

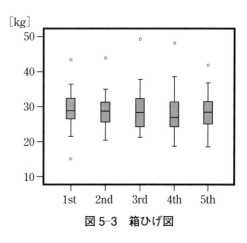

図5-3　箱ひげ図

5）　箱ひげ図の代わりに箱図というものもある．ここでの箱ひげ図は，Tukeyの提唱した描き
　　方に準じる．
6）　データを小さい順に並べる．最も小さいデータは0%値である．最も大きいデータは
　　100%値である．小さい方から25%の大きさに現れる数値を第1四分位数という．50%の
　　大きさに表れる数値は第2四分位数（つまり中央値）である．75%の大きさに現れる数値
　　を第3四分位数という．

(3) 生データの折れ線グラフ（図 5-4）

- 生データの値を，そのまま線グラフにしたものである．
- 同じ対象を繰り返し測定した，対応のあるデータまたは反復測定のデータなどのときに使用する．
- 対応のあるデータ・反復測定のデータの場合，上述のエラーバーグラフや箱ひげ図からは，有効な情報は得られない．つまり，平均や中央値の変化を見ても意味はない．
- 個人個人の変化を見なければならないので，折れ線グラフが適当である．

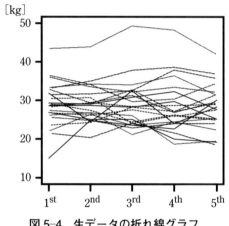

図 5-4　生データの折れ線グラフ

(4) 散布図 scatter plot（図 5-5）

- 散布図は，複数の変数の関係を見るための基本的なグラフである．
- 回帰分析や相関係数を求める際には必ず描画して観察した方がよい．図 5-5a は，ある 2 つの変数の関係を表した散布図である．
- 値の関係だけではなく，データの散らばりの程度や，異常な値を示すデータの発見ができる．

- また，3つ目の変数によって，層別化した出力も便利である．図 5-5b は，図 5-5a で用いたデータを男女別に分けて出力した図である．この図では，男性データの拡がりが小さく見える．
- さらに，3つの変数の関係を観察するために，3次元散布図（図 5-5c）を出力することもある．これによって，3つの変数の関係が視覚的に確認できる．しかしグラフは複雑化し，見る角度によって値の並びも変化するので，解釈には注意を要する．

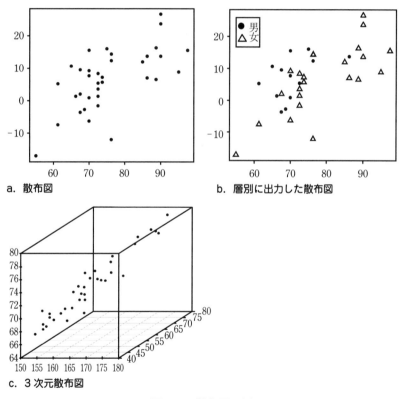

a. 散布図

b. 層別に出力した散布図

c. 3次元散布図

図 5-5　散布図の例

- その他にも様々なグラフはあるが，紹介しきれないので，代表的なグラフの紹介に留める．解析の前に，グラフによってデータの素性を観察することは重要な作業である．

- たとえば，図5-4は生データのグラフであり，最も詳細な情報を提供する．図5-2のエラーバーグラフに比べて図5-3の箱ひげ図の方が，図5-4の情報を詳細に表している．

- **グラフを描いて，ただ観察するというのではなく，疑問を持っていろいろと試す心構えが重要である**

- **代表値の変化をみるために，エラーバーグラフ，箱ひげ図などを必ず観察する**

- **散布図も，層別出力したり，3次元グラフにしたりして，試してみるとよい**

---

§5.4 記述統計量の確認と記載

- 記述統計量 **descriptive statistics** とは，データの平均や中央値といった代表値，標準偏差といった散布度のことである．IQR は第3四分位数 − 第1四分位数で算出されるデータの 50% のバラツキ範囲を表すので，散布度とも捉えられよう．

- 平均はデータが正規分布に従うときの代表値である．平均から求められる標準偏差は，データが正規分布に従うときの散布度である．

- 平均±標準偏差の範囲には約68.26％のデータが入ると推定される. また, 平均±2×標準偏差の範囲には約95.44％のデータが入る.
- 平均±3×標準偏差の範囲には約99.72％のデータが入る. 過去には, この範囲を外れるデータの出現は考え難いとして除外する3シグマ法という方法があった. しかし最近は, むやみやたらに外れ値を除去してはならないと考えられている.
- 異常と思われる値でも, 明確な理由（データの入力間違い, 対象者抽出の間違いなど, 人為的なミス）があるとき以外は, 除外すべきではない.

● データが正規分布に従わないときは, 代表値として中央値が適切である. また, IQRは散布度として活用される.

● データが正規分布に従うときに中央値, IQRを使用することは構わない.
- データが正規分布に従うならば, 中央値は平均とほぼ一致する[7]. IQRは75％値−25％値の範囲であるから, 50％のデータが入ることになる.
- 標準偏差との関係を考えると, 片側で約0.67×標準偏差となる. つまり, 平均（≒中央値）±0.67×標準偏差となる.

● むしろTukeyらによる探索的データ解析の立場からは, データが正規分布する・しないに関わらず, 積極的に中央値やIQRを活用することを勧めている★.
- それは, 外れ値の影響を受けにくいという性質（抵抗性）に優れていることと, データの, より詳細な情報を得ることができるからである.
- こうした情報を基に作成される箱ひげ図も, 積極的に活用するべきである.

★渡部 洋ほか：『探索的データ解析入門』. 朝倉書店, 1995.

7）母集団の平均と中央値は, ほぼ一致する. "ほぼ"というのは, 小数点以下の値まで完全一致するわけではないためである.

- 医学をはじめとした種々の学術分野では，箱ひげ図は見慣れず，一般的にエラーバーグラフが用いられているようである．

- 記述統計量の記載は，**表 5-6** を参照されたい．
  - 最も詳細に情報を提示するときは，**表 5-6a** のように記述する．
  - もし，データが正規分布に従うならば，最低限，平均と標準偏差を提示する．追加情報として，最小値，最大値と範囲 **range**（＝最大値－最小値）を載せてもよい．
  - もし，データが正規分布に従わないなら，平均や標準偏差の情報は意味を持たない．中央値と IQR，範囲の提示が適切である．

表 5-6　記述統計量の記載例

a. 詳細に記述する例

	平均	標準偏差	中央値	第1四分位数 25%	第3四分位数 75%	IQR	最小値	最大値	範囲
握力	24.2	6.3	24	20	27	7	12	41	29
身長	151.2	6.4	150.0	147.4	155.1	7.8	134.4	167.1	32.7
年齢	72.4	5.2	73	69	75.5	6.5	61	83	22

b. データが正規分布に従うと考えられるときの例

	平均	標準偏差	最小値	最大値	範囲
握力	24.21	6.33	12	41	29
身長	151.24	6.43	134.4	167.1	32.7
年齢	72.44	5.17	61	83	22

c. データが正規分布に従わないと考えられるときの例

	中央値	IQR	最小値	最大値	範囲
握力	24	7	12	41	29
身長	150.0	7.8	134.4	167.1	32.7
年齢	73	6.5	61	83	22

- しかし，中央値やIQRは馴染まない統計量であるため，あまり見受けられない学会などでは，（煩雑となるが）平均，標準偏差とともに中央値，IQRを述べればよいだろう．

- 記述統計量とは，データの平均や中央値といった代表値，標準偏差といった散布度のことである

- 平均はデータが正規分布に従うときの代表値である．標準偏差は，データが正規分布に従うときの散布度である

- データが正規分布に従わないときは，代表値として中央値が適切である．また，IQRは散布度として利用する

第5章のまとめ

この章では，データをとる前の準備として，研究計画書の重要性，局所管理の活用法，基本的グラフの説明と，記述統計量の提示方法を述べた．

以下のことがクリアできるようにしておこう．

- ☐ 研究計画書の満たすべき項目の列挙と説明ができるか？
- ☐ データをとるときの局所管理を利用したデザインを作成できるか？
- ☐ 1つのデータについて，いくつかのグラフで表してみよう．
- ☐ 記述統計量を求め，データが正規分布に従うとき，従わないときには何を提示するか，説明できるか？

統計的検定手法の選択

第6章

- ・データを表にまとめて分類できる
- ・対応のある・ない要因の区別ができる
- ・データを適切なグラフで表現できる
- ・解析手法を決定できる

§6.1 データを表にする

　自らのとったデータを解析するのは，それほど面倒ではない．まずは，Excel などの表計算ソフトにデータを入力し，見やすい表を作ってみる．ほとんどは**表6-1**，**表6-2**のようなタイプに分類されるだろう．

　まずは自らのデータが，どの表のタイプに近いかを判断する．

表6-1　データの例1　表中数値の単位は〔m/分〕

a. 1要因の対応のないデータ（n = 11）

歩行速度	年代
11.5	若年
12.9	若年
26.4	若年
27.5	若年
14.2	中年
19.8	中年
12.8	中年
10.9	中年
12.9	高年
15.2	高年
5.8	高年

b. 2要因の対応のないデータ（n = 11）

歩行速度	性別	年代
11.5	女	若年
12.9	女	若年
26.4	男	若年
27.5	男	若年
14.2	女	中年
19.8	女	中年
12.8	男	中年
10.9	男	中年
12.9	男	高年
15.2	男	高年
5.8	女	高年

c. 1要因の対応のある（反復測定）データ（n = 3）

	運動開始後の歩行速度		
	1週間後	2週間後	3週間後
Aさん	6.1	20.3	17.4
Bさん	7.7	27.6	23.3
Cさん	9.9	28.4	25.6

d. 2要因の対応のある（反復測定）データ（n = 7）

	サンダルを履いたとき		運動靴を履いたとき	
	重い	軽い	重い	軽い
Aさん	6.1	20.3	17.4	29.4
Bさん	7.7	27.6	23.3	31.7
Cさん	9.9	28.4	25.6	34.5
Dさん	11.2	28.9	32.0	36.1
Eさん	11.3	30.7	39.5	37.4
Fさん	24.2	31.7	39.7	46.0
Gさん	21.1	39.6	34.0	50.8

表6-2　データの例2

a. 対応のある要因（履物の重さの違い）と対応のない要因（履物の違い）のデータ

（分割プロットデザイン：$n = 14$）

	履物の違い	履物の重さの違い	
		重い	軽い
Aさん	サンダル	6.1	20.3
Bさん	サンダル	7.7	27.6
Cさん	サンダル	9.9	28.4
Dさん	サンダル	11.2	28.9
Eさん	サンダル	11.3	30.7
Fさん	サンダル	24.2	31.7
Gさん	サンダル	21.1	39.6
Hさん	運動靴	17.4	29.4
Iさん	運動靴	23.3	31.7
Jさん	運動靴	25.6	34.5
Kさん	運動靴	32.0	36.1
Lさん	運動靴	39.5	37.4
Mさん	運動靴	39.7	46.0
Nさん	運動靴	34.0	50.8

表中数値の単位は［m/分］

b. 対応のない要因（履物の違い）と共変量（履物の重さ）によるデータ

（$n = 14$）

	履物の違い	履物の重さ	歩行速度
Aさん	サンダル	250	20.3
Bさん	サンダル	200	26.5
Cさん	サンダル	400	9.9
Dさん	サンダル	350	11.2
Eさん	サンダル	380	11.3
Fさん	サンダル	280	24.2
Gさん	サンダル	240	21.1
Hさん	運動靴	300	17.4
Iさん	運動靴	280	23.3
Jさん	運動靴	250	25.6
Kさん	運動靴	210	32.0
Lさん	運動靴	190	39.5
Mさん	運動靴	195	39.7
Nさん	運動靴	215	34.0

履物の重さの単位［g］：歩行速度の単位［m/分］

- 対応のないデータ：水準間（群）が同一対象者ではない要因のデータ
- 対応のあるデータ：水準間が同一対象者である（反復測定）要因のデータ

(1) **1 要因の対応のないデータ（表 6-1a）**

- 3 水準（群）以上を対象として，平均や中央値の差を検定するデザインである．
- 表 6-1a は，年代の層別に若年，中年，高年の 3 群に分けて，歩く速さ（歩行速度）の差を検定するものである．

  →第 7 章　1 元配置分散分析　p.137 のフローチャート

(2) **2 要因以上の対応のないデータ（表 6-1b）**

- 表 6-1b は，年代の層別に若年，中年，高年の 3 水準（群）に分ける要因と，性別で男性群，女性群の 2 水準（群）に分ける要因の 2 つの要因がある．これらの 2 要因で歩く速さ（歩行速度）に差があるかを検定する場合は，2 元配置分散分析の適用となる．
- 要因が 3 つ存在すれば 3 元配置分散分析といい，一般に要因が m 個存在すれば m 元配置分散分析となる．
- 2 要因以上のデータに対して，2 元配置以上の分散分析を適用する場合は，2 元配置分散分析と同じ手順で解析する．
- 本書では，2 元配置分散分析を例にして，2 元配置以上の分散分析の解説をする．

  →第 8 章　2 元配置以上の分散分析　p.165 のフローチャート

(3) **1 要因の対応のある（反復測定）データ（表6-1c）**

- 特定の対象者に対して，測定条件を3つ以上変えて（3水準）データをとり（同一対象者に条件を変えて反復測定し），平均や中央値の差を検定する．

- 表6-1cは，Aさん〜Cさんの3人を対象として，何らかの運動を開始してから1週間後，2週間後，3週間後と反復測定して歩く速さ（歩行速度）を測り，これらの差を検定する．

- 対象者は反復して測定されるため，対象者は変化しない．常に同じ人が変わらず対象となる．

  →第9章　1要因の反復測定分散分析　p.193 のフローチャート

(4) **2 要因以上の対応のある（反復測定）データ（表6-1d）**

- 表6-1dは，Aさん〜Gさんの7人を対象として，|サンダルを履いたとき，運動靴を履いたとき| という履物の種類の要因と |履物が重い，履物が軽い| といった履物の重さの要因の，2要因がある．

- 2要因とも特定の対象者に対して反復測定した，反復測定要因である．これらの2要因で歩く速さ（歩行速度）に差があるかを検定する場合は，2要因の反復測定分散分析の適用となる．

- 対象者は反復測定されるため，すべての水準に同じ対象者が存在する．Bさんは重いサンダルを履いて測らないとか，Hさんが重い運動靴を履いた条件に新たに加わるなどは，あり得ない．常に同じ対象者が参加する．

- 2要因以上の反復測定データに対して，2要因以上の反復測定分散分析を適用する場合は，2要因の反復測定分散分析と同じ手順で解析する．

- 本書では，2要因の反復測定分散分析を例にして，2要因以上の反復測定分散分析の解説をする．

  →第10章　2要因以上の反復測定分散分析　p.214 のフローチャート

(5) 対応のある要因と対応のない要因のデータ

(分割プロットデザイン；表6-2a)

- 対応のない要因（表6-1a）と対応のある要因（表6-1b）が混在するデータを，分割プロットデザインという．

- 分割プロットデザインでは，対応のない要因と対応のある要因が混在すれば，それぞれの要因はいくつに増えてもよい．

- 表6-2aは，サンダル（Aさん〜Gさん）の群，運動靴（Hさん〜Nさん）の群それぞれに対して，重い履物と軽い履物の2条件によって歩く速さ（歩行速度）が変化するかを知るために測られたデータ例である．

- ｜サンダルの群，運動靴の群｜という履物の種類の違いは，対応のないデータである．

- ｜重い履物，軽い履物｜という履物の重さの違いは，対応のある（反復測定）データである．

    →第11章　分割プロットデザインによる分散分析　**p.231** のフローチャート

(6) 対応のない要因と共変量によるデータ（表6-2b）

- 表6-2bは，履物の違いという2つの群（群）が存在する．これは対応のない要因のデータである．この点では，図6-1aと同じである．

- もう1つ，履物の重さというデータが存在する．これは共変量である．

- データが水準で分けられる分類データのときに，要因と呼ぶ．データが連続データのときに，共変量と呼ぶ．

- 要因（対応のない要因，対応のある要因のどちらでもよい）と共変量が混在するデータに対して共分散分析が適用となる．

- 要因または共変量はいくつあっても，解析の手順は同じである.
- 本書では，対応のない要因と共変量によるデータを例に挙げて解説する.

  →**第 12 章　共分散分析　p.254** のフローチャート

(7)　**第 13 章　線形混合モデル　p.277** のフローチャート

- 対応のある（反復測定）要因が存在する 1 要因の反復測定分散分析（**表6-1c**），2 要因以上の反復測定分散分析（**表6-1d**），分割プロットデザインによる分散分析（**表6-2a**）のようなデータに対しては，線形混合モデルも適用となる.
- 線形混合モデルは，対象者のなかで測られなかった水準（欠損値）が存在するときに有効である.

§6.2 データをグラフにする

　自らのとったデータを表にして，前述した**表6-1**，**表6-2**に照らし合わせるのが最も簡単であるが，さらにグラフを描いてイメージすると明確となる.

　また，グラフによる表現は，データの動向を視覚で確認できるので，可能であればなるべくグラフを描いて観察するように心がけた方がよい.

　本節では，エラーバーグラフ（真ん中の点を平均，上下に伸びる線を標準偏差で表す）で表現してみる. エラーバーグラフは，多くの統計ソフトで簡単に作成できる.

(1)　**1 要因の対応のないデータ（表 6-1a のデータ）**

- 図 6-1 のように表せる.
- 若年群が高い値を示しているが，バラツキは大きいようである.
  →第 7 章　1 元配置分散分析　p.137 のフローチャート

(2)　**2 要因の対応のないデータ（表 6-1b のデータ）**

- 図 6-2 のように表せる.
- 女性では中年群，男性では若年群が高い値を示している.
  →第 8 章　2 元配置以上の分散分析　p.165 のフローチャート

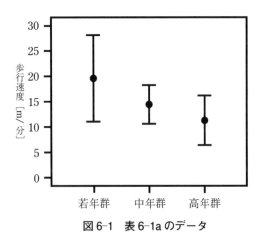

図 6-1　表 6-1a のデータ

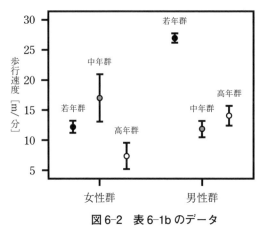

図 6-2　表 6-1b のデータ

⑶ **1要因の対応のある（反復測定）データ（表6-1cのデータ）**

● 図6-3のように表す．対応のある要因なので，どちらかといえば<u>個人個人を線で結んだグラフの方が適切である</u>．

● 2週間後が大きな値を示している．

→**第9章　1要因の反復測定分散分析　p.193**のフローチャート

⑷ **2要因以上の対応のある（反復測定）データ（表6-1dのデータ）**

● 図6-4のように表せる．対応のある要因なので，どちらかといえば個人を線で結んだグラフの方が適切である．

● 重いサンダルのときに値が最も低く，軽い運動靴のときに値が最も高い．

→**第10章　2要因以上の反復測定分散分析　p.214**のフローチャート

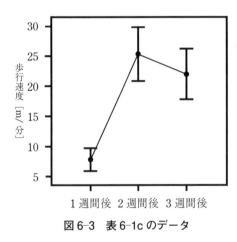

図6-3　表6-1cのデータ

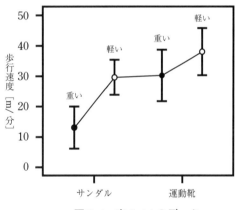

図6-4　表6-1dのデータ

(5) 対応のある要因と対応のない要因のデータ

（分割プロットデザイン；表6-2a のデータ）

- 図6-5 のように表す．サンダル群と運動靴群の重い−軽いの間は対応のある要因なので，どちらかといえば個人個人を線で結んだグラフの方が適切であろう．
- これも重いサンダルのときに値が最も低く，軽い運動靴のときに値が最も高い．

    →**第 11 章　分割プロットデザインによる分散分析　p.231** のフローチャート

(6) 対応のない要因と共変量によるデータ（表6-2b のデータ）

- 図6-6 のような散布図で表す．共変量は数値データなので，散布図で表すのが適切となる．
- 履物が重いほど歩行速度は低い．また，運動靴群よりもサンダル群が低い傾向がある．

    →**第 12 章　共分散分析　p.254** のフローチャート

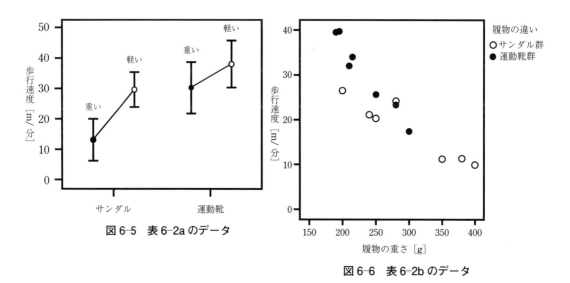

図6-5　表6-2a のデータ

図6-6　表6-2b のデータ

- 各データの形にあったグラフを描いて，データの傾向を知る

- できるならば，データのグラフ化は怠らないようにして，常に描いてみることを心がける

§6.3 データの解析へ進む

データを表にして解析手法を決め，グラフを描いて傾向を観察してから，実際の統計的解析へ進めることを推奨する．可能であれば，図 5-3（p.107）のような，箱ひげ図も描いて観察するとよい．

解析の方法がわかったなら，本章以降の各章へ進む．

第 6 章のまとめ

この章では，データを表にして分類し，グラフで表して傾向を観察する方法を述べた．表にして表現できたなら，次は各章へ進んで実際の解析を進めたらよい．

第7章 1元配置分散分析

- ・1元配置分散分析の意味を知る
- ・正規分布の確認方法を知る
- ・1元配置分散分析の手順を知る
- ・多重比較法を知る

　本章以降では，実際のデータ解析を通して解説する．

　読み進めるために必要なものは，統計ソフトのSPSSである．また，解析のための Excel 形式のデータを事前に，http://personal.hs.hirosaki-u.ac.jp/~pteiki/research/stat3/sampledata.xlsx　からダウンロードしておく必要がある.

§7.1　1元配置分散分析とは

　1元配置分散分析 one-way analysis of variance（ANOVA と略されることが多い．1元配置分散分析は one-way ANOVA と略す）とは，3群以上の平均の差を検定する手法である．例としては，**表6–1a**（**図6–1**）のような形式のデータに対して，平均に差があるかどうかを検定する手法である.

　2群の平均の差を検定するときは2標本 t 検定を用いる．2標本 t 検定の解

説は，本書では省略する．ただし，2群の平均の差を検定する際に分散分析を適用しても間違いではなく，2標本 t 検定と同じ結果となる．

分散分析の適用条件は，

● 平均を扱う検定なので，データは正規分布に従わなければならない

● 各群の分散は等しくなければならない

● 各群は独立でなければならない（互いに無相関という意味）

という制約条件がある．これらを満たせば適用可能であるが，特にデータが正規分布に従うかどうかについては，別に検定を行う方法がある．それに関して以下に説明する．

> ● 1元配置分散分析とは，3群以上の平均の差を検定する手法である
>
> ● 平均を扱う検定なので，データは正規分布に従わなければならない
>
> ● 各群の分散は等しくなければならない

§7.2 正規分布の確認

データが正規分布するか否かは，ヒストグラム（図7-1）の観察がよいように思われる．しかし，これは間違いである．

● 図7-1左は，理論的な正規分布に従うデータを $n=10,000$ で乱数発生させて，描いたヒストグラムである．

- きれいな釣り鐘状の形になっている様子がわかる.

● 図 7-1 右は, 高齢者 ($n=75$) を対象に測定した身長のデータである.
  - きれいな釣り鐘状とはいい難い.

● しかし, 図 7-1 左を見本にして, どこまで形が似ていたら "正規分布" と判断するのだろうか？ という疑問がわく.
  - この判断の基準は存在しない.

● 図 7-1 の 2 つのグラフは, 棒 (値の区分け) の数が異なる. したがって, 単純比較してよいとは考えられない.

● そもそも, 自分の取得したデータが正規分布するかしないかを判断するのではなく, とったデータの母集団が正規分布することを推定するのである. ゆえに, 母集団から抽出した標本 (実際のデータ) が (観察上) 正規分布するとは限らない.

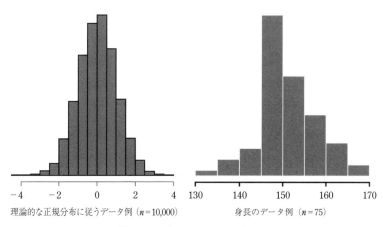

理論的な正規分布に従うデータ例 ($n=10{,}000$)　身長のデータ例 ($n=75$)

図 7-1　データのヒストグラム

● ヒストグラムを観察して，データが正規分布に従うか否かを判断するのは困難である．

　● ただし，標本の大きさ n が非常に大きいとき（たとえば $n>1000$ などの場合）は，データのヒストグラムも母集団に近づくはずなので，観察によって判断した方が適切となろう．

　そこで，データが正規分布するか否かを判断する客観的な方法の1つとして

シャピロ・ウ▶
イルクの検定
シャピロ・ウイルク **Shapiro-Wilk** の検定という手法がある．

補足：正規分布を判断するための他の方法

　尖度や歪度という指標を用いる方法もある．しかし，これもあくまでとったデータが正規分布かを確かめるに過ぎないので，n が非常に大きいときはどうかと推定しなければならない．χ^2 適合度検定を用いる方法もあるが，区分の決め方（ヒストグラムでいうところの棒の数）が決まっていないので，正確性に欠ける．

　シャピロ・ウイルクの検定に代わって，**コルモゴロフ・スミルノフ Kolmogorov-Smirnov** の検定（1標本の検定）やアンダーソン・ダーリング **Anderson-Darling** の検定という手法もある．コルモゴロフ・スミルノフの検定は散見されるが，標本の大きさが小さいとき（たとえば $n<100$）は正確性に欠けるといわれる[1]．したがって，総合的な点で推奨できるのは，シャピロ・ウイルクの検定となる．

---

① SPSS による正規分布の確認（変数の正規分布の確認）

　シャピロ・ウイルクの検定は，SPSS で簡単にできる．

1）SPSS のコルモゴロフ・スミルノフ検定では，$n<100$ のとき，自動的にリリフォース Lillifors の検定で補正する．

まず，例題のデータを使用する．データは，Excelのファイル形式で，http://personal.hs.hirosaki-u.ac.jp/~pteiki/research/stat3/sampledata.xlsx からダウンロード可能である[2]．

ダウンロードしたExcelファイルで［**7章1元配置分散分析**］のワークシートをSPSSに読み込む（図7–2）．これは，とある地域に在住する高齢者75人

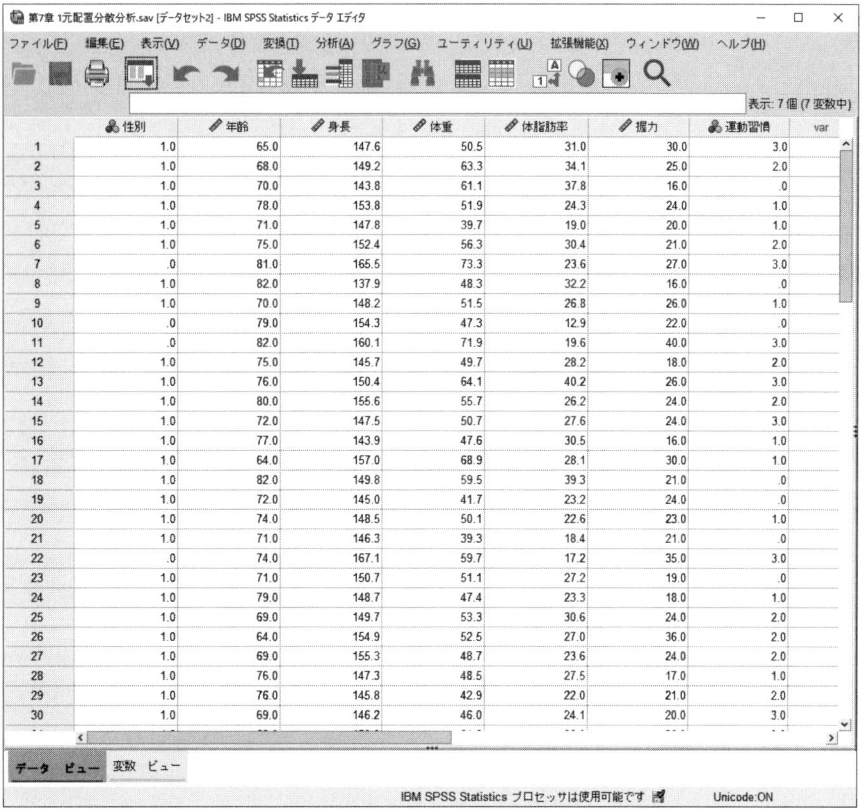

	性別	年齢	身長	体重	体脂肪率	握力	運動習慣	var
1	1.0	65.0	147.6	50.5	31.0	30.0	3.0	
2	1.0	68.0	149.2	63.3	34.1	25.0	2.0	
3	1.0	70.0	143.8	61.1	37.8	16.0	.0	
4	1.0	78.0	153.8	51.9	24.3	24.0	1.0	
5	1.0	71.0	147.8	39.7	19.0	20.0	1.0	
6	1.0	75.0	152.4	56.3	30.4	21.0	2.0	
7	.0	81.0	165.5	73.3	23.6	27.0	3.0	
8	1.0	82.0	137.9	48.3	32.2	16.0	.0	
9	1.0	70.0	148.2	51.5	26.8	26.0	1.0	
10	.0	79.0	154.3	47.3	12.9	22.0	.0	
11	.0	82.0	160.1	71.9	19.6	40.0	3.0	
12	1.0	75.0	145.7	49.7	28.2	18.0	2.0	
13	1.0	76.0	150.4	64.1	40.2	26.0	3.0	
14	1.0	80.0	155.6	55.7	26.2	24.0	2.0	
15	1.0	72.0	147.5	50.7	27.6	24.0	3.0	
16	1.0	77.0	143.9	47.6	30.5	16.0	1.0	
17	1.0	64.0	157.0	68.9	28.1	30.0	1.0	
18	1.0	82.0	149.8	59.5	39.3	21.0	.0	
19	1.0	72.0	145.0	41.7	23.2	24.0	.0	
20	1.0	74.0	148.5	50.1	22.6	23.0	1.0	
21	1.0	71.0	146.3	39.3	18.4	21.0	.0	
22	.0	74.0	167.1	59.7	17.2	35.0	3.0	
23	1.0	71.0	150.7	51.1	27.2	19.0	.0	
24	1.0	79.0	148.7	47.4	23.3	18.0	1.0	
25	1.0	69.0	149.7	53.3	30.6	24.0	2.0	
26	1.0	64.0	154.9	52.5	27.0	36.0	2.0	
27	1.0	69.0	155.3	48.7	23.6	24.0	2.0	
28	1.0	76.0	147.3	48.5	27.5	17.0	1.0	
29	1.0	76.0	145.8	42.9	22.0	21.0	2.0	
30	1.0	69.0	146.2	46.0	24.1	20.0	3.0	

図7–2　ExcelデータをSPSSに読み込む

2）Excel 97–2003形式（拡張子xls）のファイルはhttp://personal.hs.hirosaki-u.ac.jp/~pteiki/research/stat3/sampledata.xlsからダウンロード．また，SPSS形式のファイルはhttp://personal.hs.hirosaki-u.ac.jp/~pteiki/research/stat3/sampledata_SPSS.zip からダウンロード可．

（うち男性9人）を対象として，年齢や身長，体重などの人口学的データと，「1週間のうちにおよそ何日運動しているか？」という問いに回答してもらった運動習慣（単位：日／週）より成るデータである．

このデータの年齢が正規分布するかを検定する．

SPSSによる▶
シャピロ・ウ
イルクの検定
（1標本の場合）

● メニューから図7-3を参照して①［分析］→②［記述統計］→③［探索的］のように選ぶ．

● 図7-4のダイアログボックスで，①正規分布を確かめたい変数（ここでは年齢）をクリックして選び，②［矢印ボタン］で［従属変数］ボックスに移動．③［作図］ボタンをクリック．

● 新たに出てくる［探索的分析：作図］のダイアログボックスで，④［正規性の検定とプロット］にチェックを入れる．

● ⑤［続行］→⑥［OK］をクリックして終了．

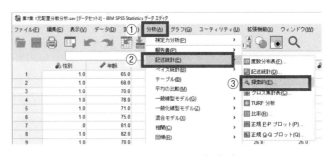

図7-3　メニューの選択方法

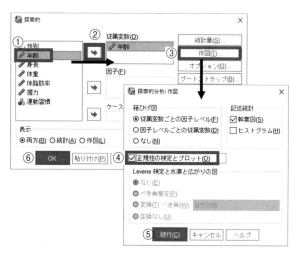

図7-4　ダイアログボックスの設定（1つの変数の検定）

結果は以下の通り.

シャピロ・ウ▶
イルクの検定
の結果の解釈

● 図7-5と同じ［正規性の検定］という表を探す.［Shapiro-Wilk］という
ところの［有意確率］を見る.

● ここが$p<0.05$なら正規分布に従わない.pが0.05以上ならば正規分布に
従わないとはいえない.

　● この結果では$p=0.411$なのでpが0.05以上なら,"正規分布に従わない
とはいえない".つまり,"正規分布に従うだろう"と判断する.

正規性の検定

	Kolmogorov-Smirnov の正規性の検定 (探索的)[a]			Shapiro-Wilk		
	統計量	自由度	有意確率	統計量	自由度	有意確率
年齢	.085	75	.200[*]	.983	75	.411

*. これが真の有意水準の下限です.

a. Lilliefors 有意確率の修正

ここが$p<0.05$ならば,正規分布に従わない.
pが0.05以上ならば正規分布に従う,とみなす.

図7-5　シャピロ・ウイルクの検定結果（1標本の場合）

② SPSS による正規分布の確認（変数を群分けして確認する場合）

　上述の方法は 1 つの変数，つまりデータ 1 列分の正規分布を確認する方法を説明した．実際に分散分析などの差の検定を行うときは，いくつかの群に分けて正規分布を確認するときがある．たとえば，年齢を ｛男性群，女性群｝ で分けるとか，｛A 地域群，B 地域群，C 地域群｝ のように分けて見るとかといった場合である．その手順を解説する．

SPSS による▶
シャピロ・ウ
イルクの検定
（2 標本以上
に分けて検定）

● メニューから図 7-3 を参照して①［分析］→②［記述統計］→③［探索的］のように選ぶ.

● 図 7-6 のダイアログボックスで，①正規分布を確かめたい変数（ここでは年齢）をクリックして選び，②［矢印ボタン］で［従属変数］ボックスに移動.

● ③群分けする変数をクリックして選び，④［矢印ボタン］で［因子］ボックスに移動（ここでは，運動習慣によって 0 日群，1 日群，2 日群，3 日群の 4 群に分けて検定する）．その後，⑤［作図］ボタンをクリック.

● 新たに出てくる［探索的分析：作図］のダイアログボックスで，⑥［正規性の検定とプロット］にチェックを入れる.

● ⑦［続行］→⑧［OK］をクリックして終了.

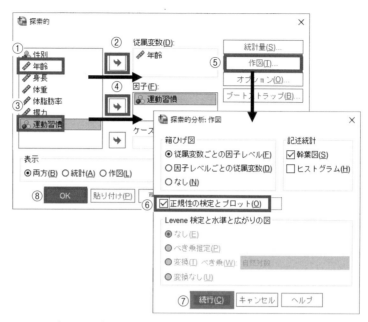

図7-6 ダイアログボックスの設定（変数を群分けして検定したいとき）

結果は以下の通り.

シャピロ・ウ▶
イルクの検定
の結果の解釈

- 図7-7と同じ［正規性の検定］という表を探す.［Shapiro-Wilk］という ところの［有意確率］を見る.

- ここが $p < 0.05$ なら正規分布に従わない. p が 0.05 以上ならば正規分布に 従わないとはいえない.
    - この例では, 0日群が $p = 0.045 < 0.05$ なので"有意に正規分布に従わな い"と判断する. それ以外の群は p が 0.05 以上なので"正規分布に従 わない, とはいえない"つまり, 正規分布とみなす, ことになる.

正規性の検定

	運動習慣	Kolmogorov-Smirnov の正規性の検定 (探索的)[a]			Shapiro-Wilk		
		統計量	自由度	有意確率	統計量	自由度	有意確率
年齢	.0	.186	17	.122	.889	17	.045
	1.0	.141	22	.200[*]	.977	22	.869
	2.0	.190	19	.068	.923	19	.128
	3.0	.141	17	.200[*]	.956	17	.558

*. これが真の有意水準の下限です.

a. Lilliefors 有意確率の修正

ここが $p < 0.05$ ならば, 正規分布に従わない.
p が 0.05 以上ならば正規分布に従う, とみなす.
この例では, 0 日群が $p < 0.05$ で正規分布しない.

図 7-7　シャピロ・ウイルクの検定結果（変数を群分けした場合）

§7.3　1 元配置分散分析の手順

1 元配置分散分析の手順は, 図 7-8 のフローチャートに従う.

見た感じでは, かなり複雑な手順であるが, 手順を暗記する必要はなく, 書いてある通りにルーチンに解析を進めればよい.

なお, 図 7-8 中の, クラスカル・ワリス Kruskal-Wallis の検定と, いくつかの多重比較法 multiple comparison procedure は, 通常, 分散分析の範疇には入らない手法である.

しかし, 分散分析の前提条件が満たされないときに代わりに使用される.

● クラスカル・ワリスの検定は, 正規分布に従わない群（水準）が少なくとも 1 つ存在したときに適用される.

　● 多くのデータ解析に関する実務書では, このように書かれているが, 本質的に分散分析とクラスカル・ワリスの検定は異なる. したがって, 分散分析の代わりにクラスカル・ワリスの検定を適用することが適切であるかどうかについては, 断言できない.

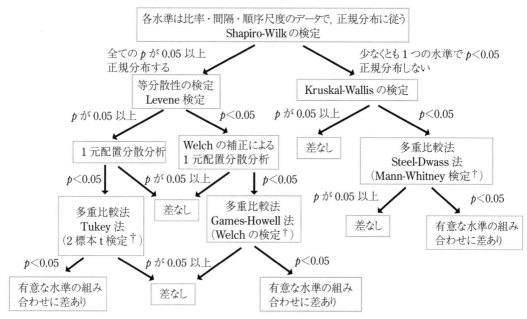

図7—8　1元配置分散分析の解析手順

- 多重比較法は，分散分析の結果で有意差がみられたときに，群（水準）間の差を検定するために行う手法である．分散分析の後に行うので *post-hoc* 検定（その後の検定）とも呼ばれる．

  - いかなる分散分析の手順においても，多重比較法は3水準以上の比較で用いる．2水準でも出力されるが，その際は見ずに，分散分析の結果で判断する．

  - *post-hoc* 検定の手順については，理論的に正しくないことが示されている．分散分析と多重比較法の検定統計量が異なることからも自明である★．しかし，慣習的に *post-hoc* 検定を行うことが多い．

★ 対馬栄輝：『SPSSで学ぶ医療系データ解析 第2版』．東京図書，2016.

以降では図7-8の手順について，解説する．

① SPSS による 1 元配置分散分析の解析

例題は，ダウンロードした Excel ファイルで［**7 章 1 元配置分散分析**］のワークシートである．運動習慣別に群（水準）を作り（0 日群，1 日群，2 日群，3 日群の 4 群），握力の差を検定する．

② 各水準は間隔尺度・比率尺度のデータで正規分布に従うか？

● 差を見ようとするデータの尺度を確認する［→ §1.4（p.9）］．データは "握力" である．これは，"kg" で測られたデータであり，比率尺度と判断できる．

　● もし名義尺度であれば，χ^2 検定★を適用させなければならない．

　● 段階数が少なく，明らかに順序尺度と判断される場合は，シャピロ・ウイルクの検定は不要で，クラスカル・ワリスの検定へ進む．

★ 対馬栄輝：
『SPSS で学ぶ
医療系データ解
析 第 2 版』．
東 京 図 書，
2007．

● シャピロ・ウイルクの検定は，前節に従って行う（図 7-9 の手順）．解析の結果は，図 7-10 のようになる．すべての群で p が 0.05 以上なので，正規分布に従わないとはいえない（＝正規分布に従う）データと判断する．

● 図 7-8 のフローチャートに従い，等分散性の検定へ進む．

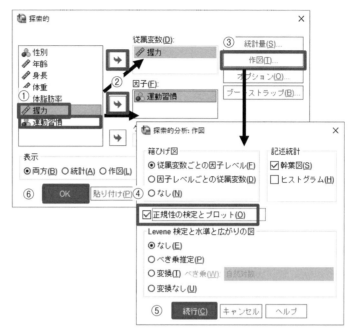

図 7-9　運動習慣別に握力のシャピロ・ウイルクの検定を行う手順

正規性の検定

	運動習慣	Kolmogorov-Smirnov の正規性の検定 (探索的)[a]			Shapiro-Wilk		
		統計量	自由度	有意確率	統計量	自由度	有意確率
握力	.0	.130	17	.200[*]	.959	17	.605
	1.0	.144	22	.200[*]	.961	22	.513
	2.0	.165	19	.186	.936	19	.220
	3.0	.160	17	.200[*]	.955	17	.539

*. これが真の有意水準の下限です.

a. Lilliefors 有意確率の修正

ここが $p < 0.05$ ならば，正規分布に従わない．
p が 0.05 以上ならば正規分布に従う，とみなす．

図 7-10　シャピロ・ウイルクの検定の結果

---

③ 等分散性の検定と 1 元配置分散分析・Welch の補正，多重比較法

SPSS による
1 元配置分散
分析

● SPSS では，等分散性の検定，1 元配置分散分析，ウェルチ **Welch** の補正による 1 元配置分散分析，多重比較法は，同時に出力される．

- メニューから図7-11を参照して①［分析］→②［平均の比較］→③［一元配置分散分析］のように選ぶ.

- 図7-12のダイアログボックスで, 差を検定したい変数（ここでは握力）をクリックして, ①［矢印ボタン］で［従属変数リスト］ボックスに移動.

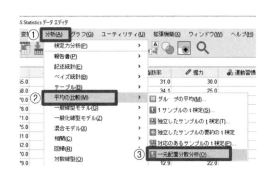

図7-11　メニューから1元配置分散分析を選ぶ

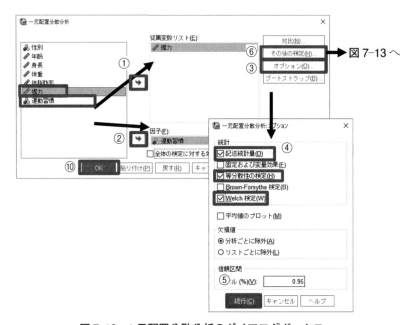

図7-12　1元配置分散分析のダイアログボックス

- 群分けする変数（ここでは運動習慣）をクリックして選び，②［矢印ボタン］で［因子］ボックスに移動.

- ③［オプション］ボタンをクリック.

- 新たに出てくる［一元配置分散分析：オプション］のダイアログボックスで，④［記述統計量］，［等分散性の検定］，［Welch］にチェックを入れる.

- ⑤［続行］をクリックして閉じる．⑥［その後の検定］ボタンをクリック.

- 図7-13の新たに出てくる［一元配置分散分析：その後の多重比較］のダイアログボックスで，⑦［Tukey］，⑧［Games-Howell］にチェックを入れる[3].

- ⑨［続行］をクリック.

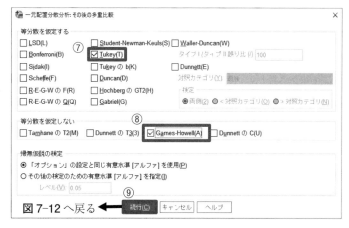

図7-13　多重比較法のダイアログボックス

3）　多重比較法の一覧を見ると，［Bonferroni］という手法があるが，この "Bonferroni" では上にある "最小有意差" Fisher's Least Significant Difference（LSD）の p を Bonferroni の補正で修正した結果を出す．従って，通常の Bonferroni の補正と異なる結果が出る.

- 図 7-12 の⑩ ［OK］ ボタンをクリック.

結果は以下の通り.

1 元配置分散▶
分析の結果の
解釈

- 図 7-14 の①〜⑤の手順で結果を読む. まず, ①等分散性の検定 (レーベ ン Levene の検定) の結果を見る. この p が 0.05 以上なら②へ. $p < 0.05$ なら③へ.
  - ➤ ここの結果では $p = 0.074$ なので, "等分散しないとはいえない" と判断し, ②へ. なお, 上述では ［平均値に基づく］ 結果を参照したが, 下の行に ［中央値に基づく］ 結果が出ている. これはブラウン―フォーサイス Brown-Forsythe の修正による結果である. もし, データが正規分布に従うならば, どちらを参照しても正解である. ブラウン―フォーサイスの修正は, データの母集団が正規分布しない場合に有効である. ここではシャピロ・ウイルク検定で, あらかじめ正規分布するかを確認しているため, ブラウン―フォーサイスの修正を参照するのは矛盾する[4].

- ②は 1 元配置分散分析の結果である. 1 元配置分散分析の検定の結果が p が 0.05 以上なら "要因全体に差は認められない" として, 解析を終了する. $p < 0.05$ なら "要因全体に差が認められる" として④へ.
  - 0 日群, 1 日群, 2 日群, 3 日群の 4 群を水準と呼ぶ. また, これらの群全体を表す "運動習慣" (群全体のデータ列) を要因という ［→ §4.2 の① (p.76)］.
  - ②の結果は $p = 0.000$ [5] なので "運動習慣によって握力には $p < 0.05$ または $p < 0.01$ で有意な差がある" と判断する.
  - $p < 0.05$ も $p < 0.01$ も成り立つときは, $p < 0.01$ を記載する.

4） 最近では, 正規分布に従うデータでもブラウン―フォーサイスの修正が望ましいという意見がある.

握力		Levene 統計量	自由度 1	自由度 2	有意確率
握力	平均値に基づく	2.411	3	71	.074
	中央値に基づく	1.721	3	71	.170
	中央値と調整済み自由度に基づく	1.721	3	60.573	.172
	トリム平均値に基づく	2.423	3	71	.073

① 等分散性の検定
このpが0.05以上なら②へ
$p < 0.05$なら③へ

分散分析

握力

	平方和	自由度	平均平方	F 値	有意確率
グループ間	1462.317	3	487.439	23.099	.000
グループ内	1498.270	71	21.102		
合計	2960.587	74			

② 1元配置分散分析の結果
このpが0.05以上なら有意な差はないので終了
$p < 0.05$なら④へ

平均値同等性の耐久検定

握力

	統計量^a	自由度 1	自由度 2	有意確率
Welch	20.355	3	37.769	.000

a. 漸近的 F 分布

③ Welch の補正による1元配置分散分析
これがpが0.05以上なら有意な差はないので終了
$p < 0.05$なら⑤へ

多重比較

従属変数: 握力

	(I) 運動習慣	(J) 運動習慣	平均値の差 (I-J)	標準誤差	有意確率	95% 信頼区間 下限	95% 信頼区間 上限
Tukey HSD	.0	1.0	-4.6417*	1.4834	.013	-8.544	-.739
		2.0	-6.9814*	1.5336	.000	-11.916	-2.047
		3.0	-12.8235*	1.5756	.000		
	1.0	.0	4.6417*	1.4834	.013		
		2.0	-2.3397	1.4387	.371		
		3.0	-8.1818*	1.4834	.000		
	2.0	.0	6.9814*	1.5336	.000		
		1.0	2.3397	1.4387	.371	-1.445	6.125
		3.0	-5.8421*	1.5336	.002	-9.877	-1.807
	3.0	.0	12.8235*	1.5756	.000	8.678	16.969
		1.0	8.1818*	1.4834	.000	4.279	12.085
		2.0	5.8421*	1.5336	.002	1.807	9.877
Games-Howell	.0	1.0	-4.6417*	1.2236	.003	-7.940	-1.343
		2.0	-6.9814*	1.3952	.000	-10.752	-3.211
		3.0	-12.8235*	1.7069	.000		
	1.0	.0	4.6417*	1.2236	.003		
		2.0	-2.3397	1.3501	.322		
		3.0	-8.1818*	1.6702	.000		
	2.0	.0	6.9814*	1.3952	.000		
		1.0	2.3397	1.3501	.322		
		3.0	-5.8421*	1.7997	.014		
	3.0	.0	12.8235*	1.7069	.000	8.150	17.497
		1.0	8.1818*	1.6702	.000	3.600	12.763
		2.0	5.8421*	1.7997	.014	.950	10.734

*. 平均値の差は 0.05 水準で有意です。

④ Tukey の多重比較法の結果
各群の組み合わせで結果が出力されている
$p < 0.05$のところが有意差あり

⑤
Games-Howell の多重比較法の結果
各群の組み合わせで結果が出力されている
$p < 0.05$のところが有意差あり

図 7-14　1元配置分散分析の結果

---

5)　数値の表示範囲が小数3位であるだけで、「0」ということではない。この場合の有意差の表し方は p.150 を、数値の詳細を見たいときの方法は §9.2 の⑤ (p.203) を参照されたい。

- ③はウェルチの補正による1元配置分散分析の結果である．この結果がpが0.05以上なら，"水準全体に差は認められない"として，解析終了．$p < 0.05$なら⑤へ．

テューキー法▶
の結果の解釈

- ④は多重比較法である**テューキーTukey**法の結果である．テューキー法は，等分散性が成り立つ3群以上の平均差を検定する手法である．テューキー法の結果は，各群（水準）ごとの差が出力される．pが0.05以上なら差は認められないとして，解析終了．$p < 0.05$の組み合わせに有意な差がある．
  - ◦ 0日群と1日群が$p = 0.013$（つまり$p < 0.05$），0日群と2日群が$p = 0.000$（$p < 0.01$），0日群と3日群が$p = 0.000$（$p < 0.01$），1日群と3日群が$p \fallingdotseq 0.000$（$p < 0.01$），2日群と3日群が$p = 0.002$（$p < 0.01$）と出力されている．
  - ◦ テューキー法は，群（水準）間の等分散性を仮定する．

ゲームス・ハ▶
ウェル法の結
果の解釈

- ⑤ゲームス・ハウェル**Games-Howell**法は，等分散性が成り立たない3群以上の平均差を検定する手法である．ゲームス・ハウェル法の結果は，各群（水準）ごとの差が出力される．pが0.05以上なら差は認められないとして，解析終了．$p < 0.05$の組み合わせに有意な差がある，と判断する．

④ クラスカル・ワリス Kruskal-Wallis の検定

SPSS による▶
クラスカル・
ワリスの検定

データが正規分布に従わないなら，クラスカル・ワリスの検定を適用する[6]．

- メニューから図7-15を参照して①［分析］→②［ノンパラメトリック検定］→③［独立サンプル］のように選ぶ．

6）　この手順が適切であるとは考えられないが，慣習的に行われている．

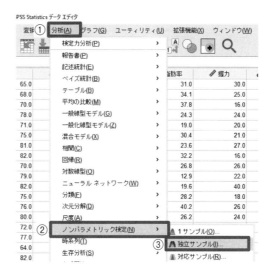

図 7-15　メニューの選択

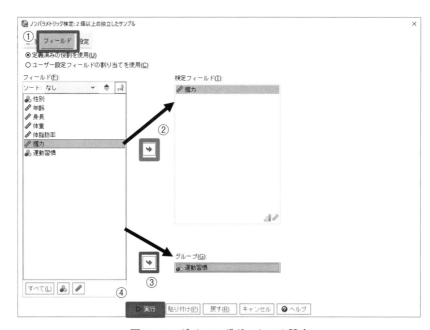

図 7-16　ダイアログボックスの設定

- 図 7-16 のダイアログボックスで，① ［フィールド］タブを選択してクリック.

- 次に，差を検定したい変数（ここでは握力）をクリックして，② ［矢印ボタン］で ［検定フィールド］ボックスに移動.

- 群分けする変数（ここでは運動習慣）をクリックして選び，③ ［矢印ボタン］で ［グループ］ボックスに移動.

- ④ ［実行］ボタンをクリック.
  結果は以下の通り.

クラスカル・▶
ワリスの検定
の結果の解釈

- 図 7-17 の囲み部分を見る．ここが $p<0.05$ なら，"握力には有意な差がある" となる．p が 0.05 以上なら有意な差はないということで解析終了である.

  - この例の結果は $p \fallingdotseq 0.000$ なので，"$p<0.01$ で有意な差がある" となる.

独立サンプルによる Kruskal-Wallis の検定の要約

合計数	75
検定統計量	36.372[a]
自由度	3
漸近有意確率 (両側検定)	.000

a. 検定統計量は同順位の調整が行われています。

ここが $p<0.05$ ならば，有意な差がある

図 7-17　クラスカル・ワリスの検定の結果 1

下の方には箱ひげ図が出力される．箱ひげ図は，箱の中心に中央値を黒線で表示し，25%から75%の大きさのデータ範囲を箱で表すグラフである．

● さらに下には，図7-19のような［運動習慣のペアごとの比較］が出力される．これは，各群の多重比較法の出力である．

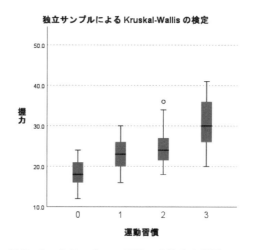

図7-18　クラスカル・ワリスの検定の結果2

運動習慣 のペアごとの比較

Sample 1-Sample 2	検定統計量	標準誤差	標準化検定統計量	有意確率	調整済み有意確率[a]
.0-1.0	-18.781	7.022	-2.675	.007	.045
.0-2.0	-26.498	7.259	-3.650	.000	.002
.0-3.0	-44.176	7.458	-5.923	.000	.000
1.0-2.0	-7.718	6.810	-1.133	.257	1.000
1.0-3.0	-25.396	7.022	-3.617	.000	.002
2.0-3.0	-17.678	7.259	-2.435	.015	.089

各行は、サンプル1とサンプル2の分布が同じであるという帰無仮説を検定します。
漸近的な有意確率 (両側検定) が表示されます。有意水準は .050 です。

a. Bonferroni 訂正により、複数のテストに対して、有意確率の値が調整されました。

それぞれの群の組み合わせでp値が出力される
$p<0.05$の組み合わせは有意な差がある
→しかし，Dunn の検定は一般的ではないので，
後に述べる Mann-Whitney 検定をボンフェローニ
法で補正した方が適切である．

図7-19　Dunn の検定を Bonferroni の方法で補正した多重比較法の結果

- しかし，この多重比較法はダン Dunn の検定による p をボンフェローニ法で補正しており[7]，一般的ではない．

---

⑤ クラスカル・ワリスの検定の後に行う多重比較法

- クラスカル・ワリスの検定の後に行う[8]，スティール・ドゥワス **Steel-Dwass** 法は，SPSS では解析できない．スティール・ドゥワス法は，第3章でも紹介した改変 R コマンダー[9] を使用する．もしくは，各群の組み合わせごとに Mann-Whithey 検定を行ってから，ボンフェローニ法またはシェイファー**Shaffer** 法[→ §7.5 の②]で補正する．

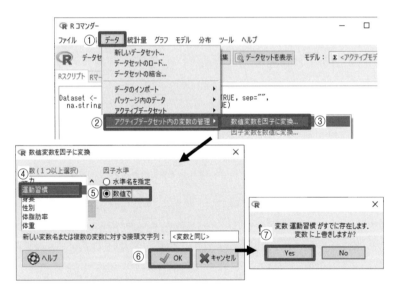

図 7-20　改変 R コマンダーによる群（水準）を表す変数の指定

---

7) https://www.stats-guild.com/analytics/13251（2021 年 3 月）も参照．ダンの検定が誤っているというわけではなく，あまり見られないというだけである．学術分野によってはダンの検定でも問題ない場合もあろう．
8) この手順が適切であるかどうかは，明言できない．
9) http://personal.hs.hirosaki-u.ac.jp/pteiki/research/stat/R/　からダウンロードできる．

(1) 改変Ｒコマンダーによるスティール・ドゥワス法

- §3.3（p.56）でも出てきた改変Ｒコマンダーを使用する．Excelからデータを読み込む方法も解説してある（図3-12と図3-13）．

- 改変Ｒコマンダーでスティール・ドゥワス法を行う際には，群（水準）を表す変数（運動習慣）を"因子変数"へ変換する必要がある．図7-20のように①［データ］→②［アクティブデータセット内の変数の管理］→③［数値変数を因子に変換］のように選ぶ．

- ［数値変数を因子に変換］ダイアログボックスが現れるので，④［運動習慣］をクリックして，⑤［数値で］にチェックを入れ，⑥［OK］ボタンをクリックする．その後，［変数 運動習慣がすでに存在します…］のような忠告が出るので，⑦［Yes］をクリックする．

- 図7-21のようにメニューから①［統計量］→②［多重比較法］→③［Steel-Dwassの多重比較法］を選ぶ．

- ［Steel-Dwassの多重比較法］というダイアログボックスで，④群を分け

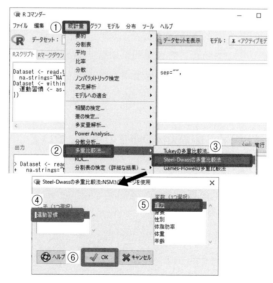

図7-21　改変Ｒコマンダーによるスティール・ドゥワス法の手順

る変数［運動習慣］をクリックし，⑤差を見たい変数［握力］をクリックして，⑥［OK］ボタンをクリックする．

結果は以下の通り．

スティール・▶
ドゥワス法の
結果の解釈

- 図7-22 のように出力される．英語が羅列されるので見難い結果となる．図7-22 の①［For treatments …］の［0-1］とか，［0-2］のところが群の組み合わせを表している．その右側に②p値が出力される．

- 一番上の群と1群の比較では，0.0066 と出力され，これは$p=0.0066$を意味する．従って0群と1群は$p<0.01$で有意な差がある．

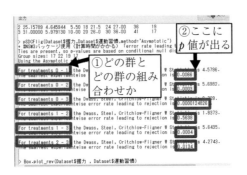

図7-22　改変Rコマンダーによるスティール・ドゥワス法の検定結果

⑵　図7-8中のカッコ書きの手法について

- ボンフェローニ法またはシェイファー法については，§7.5 の②で解説する．

Column　有意差の表し方

　　統計ソフトで検定を行った結果が $p=0.000$ と表示されたとき，これは $p=0$ を表すのではなく $p \fallingdotseq 0$ を意味する．したがって，論文などに「$p=0.000$」で有意な差があったとは書けない．この場合は以下の3つの記載をみることがある．

1）$p<0.01$ で有意な差があった

　　ネイマン・ピアソン流の仮説検定が主流の現状では，適切な記載である．

2）$p<0.001$ で有意な差があった

　　有意確率の小さいことを主張したいのは理解できるが，統計学的には $p<0.05$ か $p<0.01$ で記すのが適切である（これも古い慣習であるが）．ただし学術雑誌の規定で $p<0.001$ の記載も認めるのであれば従ってもよいだろう．

3）$p \fallingdotseq 0.000$ で有意な差があった

　　統計ソフトで出力された，p の値をそのまま記載する方法は，フィッシャー流の仮説検定に従うものである．現状では適切とは言えない．しかし，このように p 値を直接記載するように促す学術雑誌もあるし，統計学者ではない者にとって，現実には $p<0.05$ だろうが，$p=0.02$ だろうが，大きな問題ではない．

§7.4　差の程度を表す指標：信頼区間と効果量

- 1元配置分散分析やテューキー法（多重比較法）を行って有意な差（$p<0.05$）があったとする．

- その p 値が $p \fallingdotseq 0.000$ のように小さいとき，「大きな差がある」かのような表現をするために，「$p<0.001$ で有意な差があった」とか $p=0.000$ で有意な差があった」と記述する例がある．

- 留意しておきたいのは，"p の大きさと，差の程度は無関係" ということである．

信頼区間とは▶ ● 差の程度を表す指標として，**信頼区間 confidence interval** と効果量 [→この用語は第3章でも出てきた] がある．

● 95％信頼区間とは，標本の大きさ，標本どうしの差，標準偏差の情報から，その標本の測り得ない大集団（母集団）の平均（母平均）の差について"母平均の差は95％の確率で〇〇〜〇〇の間にあるだろう"と<u>推定する指標</u>である．

　● 各検定の信頼区間は，ほとんどの統計ソフトで出力される．したがって，計算手順に関する知識は不要である．

　● 分散分析の結果では出力されない．多重比較法の結果で出力される．

　● 95％信頼区間は，群の割り当て数値を入れ換えると符号が逆に出力される．たとえば，統計ソフトに運動習慣0日の群を"0"，1日の群を"1"と入力したときの95％信頼区間と，0日の群を"1"，1日の群を"0"と入力したときの95％信頼区間は符号が逆になって出力される．

　● <u>ノンパラメトリックな方法（たとえば，クラスカル・ワリスの検定やスティール・ドゥワス法など）では出力されないのが欠点である．</u>

● 運動習慣0日の群と1日の群で握力に有意な差があったとする．統計ソフトで同時に出力された95％信頼区間が0.7389〜8.5445kgと記述されたとき，これは"運動習慣が0日の母集団と1日の母集団の平均差は95％の確率で0.7389kgから8.5445kgの間に存在する"ということになる．

　● もし，握力測定の精度が±0.5kg程度だとして，母平均の差が最低の0.7389kg（下限値という）しかないということであれば，これは大した差ではない．

　● もし，母平均の差が最高の8.5445kg（上限値という）ぐらいであれば，測定の精度を考慮しても，大きな差と見なせるであろう．

- 結果的に（95%の確率で），上限値の8.5445kg程度の差であれば，確かに意義のある差といえるかもしれないが，下限値の0.7389kgの差も同程度に起こり得るので，大きな差があるとは断言できない．有意な差があって，かつ，下限値もそれなりに大きいときに，意義のある差が認められる．
  - さらにいえば，検定で有意差があっても，95%信頼区間が0.389〜0.752kgなどの小さな値であれば，これは差はあるかもしれないがその程度は小さく，意義のある差とはいえないことになる．

効果量とは ▶
- 効果量とは，信頼区間と同じように差の程度を表すものである．信頼区間と異なるのは，母平均の差を推定するといった意味を持たない点である．標本の差を標準化して表す指標である．
  - 第3章でも紹介したとおり，研究を行う前の必要な例数を決める際に用いることもある．

- 効果量は，単なる平均や中央値の差を表すものではなく，データの単位，nかつ，データのバラつき（標準偏差）の大きさに左右されない標準化された差の程度を表す[10]．

- もちろん，効果量は差の検定だけではなく，相関，分割表などいろいろとあり，判断基準も報告されている［→**表3-1**（p.50）を参照］．

効果量の特徴として，

- 差の程度や関連の程度を標準化しているので，他者が行った同様の研究報告間で差の程度を比較できる．
  - 対して信頼区間はnが異なる報告間の比較や，データの測定単位が異

---

10) 相関における効果量は，相関係数そのものである．したがって，各検定における相関係数のようなものと考えればよい．

なる報告間の比較は不可能である.

● ノンパラメトリック検定の差の程度も算出できる（ものがある）.

　● ノンパラメトリック検定では信頼区間が算出できないが，効果量であれば算出できるものがある.

● 効果量は，SPSS 27 から，平均の差の検定，1 元配置分散分析において出力できるようになったが，一般的に使用される効果量 r は出力されない.差の検定の効果量 d であれば，G*power でも計算可能である．Web [11] にて無料配布されている Excel ファイルを活用すれば効果量 d も r も簡単に計算可能である.

● 分散分析の効果量としてはイータ 2 乗 η^2 を出力すればよいが，結果的に多重比較法を行うのであれば，多重比較法の効果量を求めた方がわかりやすい.

　● 多重比較法に対する効果量は存在しないので，現状では，テューキー法を用いたなら 2 標本 t 検定で求める効果量，スティール・ドゥワス法を用いたならマンホイットニーの検定で求める効果量を適用する.

§7.5 補足解説

① 1 群だけ正規分布しなくてもノンパラメトリック検定を適用する？

シャピロ・ウイルクの検定を行ったら，1 つの群だけ有意（$p < 0.05$）となっ

---

11) http://www.mizumot.com/stats/effectsize.xls からダウンロードできる.
　対応のある t 検定（または対応のある多重比較法）において，上記紹介の Excel ファイルを用いる場合は小さめに評価される．対策として，2 標本 t 検定の効果量である d の値を求めてから，$d' = d / \sqrt{2} \times (1 - $ 対応のあるデータ間の相関係数 $r)$ で換算する方法がある．もしくは，G*power を用いるのが無難であろう．この件については，水本ら（2010；http://www.mizumot.com/method/mizumoto-takeuchi.pdf）を参照されたい.

た．分散分析を適用したいが，ノンパラメトリック検定を適用せざるを得ない
という場面に遭遇することがある．どうしたらよいものかと悩んでしまう．

● シャピロ・ウイルクの検定によって有意となったのであれば，正規分布に
  従わない群があるということなので，迷わず素直にノンパラメトリック検
  定を適用させる．最もシンプルで適切な判断であろう．

  ● しかし，この判断の裏側には以下のような問題が潜んでいる．

● 各群の n が $n \geqq 1,000$ のように非常に大きいときは，シャピロ・ウイルク
  の検定における検出力 [→ §3.1 の ③ (p.43)] が高くなる．

  ● つまり，正規分布に従わない標本に対して "正規分布に従わない" と正
    しく判定する確率が高まる．

● 逆に各群の n が $n \leqq 10$ のように非常に小さいときは，検出力が低くなる．
  つまり，正規分布に従わない標本に対して "正規分布に従わない" と正し
  く判定する確率が低くなる．

  ● 正規分布に従わない標本を，正規分布と見なす間違いが多いことになる．

● けっきょくシャピロ・ウイルクの検定は，あくまで検定であり，完璧な判断
  基準ではない．症例数の少ない解析では（$n < 100$ のような場合），多くの正
  規分布に従わない標本を，正規分布とみなして解析する問題が起こる．

  ● 実は理論的な正規分布に完全に適合するデータが実在することを，誰も
    確かめた人はいない．

● シャピロ・ウイルクの検定を各群に対して複数回行えば，平均的に 20 回に
  1 回は有意（$p < 0.05$）となってしまう問題（**多重検定の問題**）が起こる．

ベンジャミン▶
とホックベル
グ法

- 多重検定の問題に対してボンフェローニやホルム，シェイファーの方法が
  あるが，ベンジャミンとホックベルグ **Benjamini & Hochberg** 法（False
  Discovery Rate；Benjamini Y，Hochberg Y，1995）という対策法もある.

  - たとえば，図7-7のシャピロ・ウイルクの検定を行った例題では，年
    齢の0群が $p=0.045$，1群が $p=0.869$，2群が $p=0.128$，3群が $p=0.558$ であった.

  - これにベンジャミンとホックベルグ法を適用する手順を説明する.

    ①まず，検定の p の大きい順に並べる． $p=0.869>p=0.558>p=0.128>p=0.045$ となる.

    ②検定の数を m としたときに， p の大きい順から m/m，$m/m-1$，$m/m-2$，$m/m-3$，…，をかけて，これを q_m 値とする．ここでは $m=4$ なので $q_4=0.869×4/4=0.869$，$q_3=0.558×4/3=0.744$，$q_2=0.128×4/2=0.256$，$q_1=0.045×4/1=0.18$ となる.

    ③もし，$q_m>…>q_4>q_3>q_2>q_1$ なら $q=p$ に置き換えて FDR の p 値とする．ここでは，$q_4>q_3>q_2>q_1$ なので，そのままの値を p 値とする．ゆえに，すべての検定は有意ではなくなる.

    ④もし，$q_m>…>q_4>q_3>q_2>q_1$ ではない（$q_m<q_{m-1}$ となる）部分があれば，$q_m<q_{m-1}$ となる部分で，$q_m=q_{m-1}$ として，p 値を決める．たとえば，$q_4=0.869$，$q_3=0.444$，$q_2=0.527$，$q_1=0.145$ だったとすれば，$q_3=0.444<q_2=0.527$ なので，q_2 に 0.444 を入れて，$q_4=0.869$，$q_3=0.444$，$q_2=0.444$，$q_1=0.145$ とする.

- 多重検定の問題は，あらゆる検定に共通して起こる問題である．特に分散
  分析のシャピロ・ウイルクの検定はくり返し行うため，以上の対策法が必
  要となるかもしれない [12).

12）そもそも，線型モデルの誤差項が正規分布しなくてはならないので，全変数が正規分布す
る必要はないのだが…….

② 多重比較法について

● 多重比較法は，3つ以上の群または変数の差を検定する際に用いられる手法である.

　● 適用としては，2標本 t 検定やマン・ホイットニーMann-Whitney の検定と同じであるが，これを3標本以上の比較に拡張した手法である.

　● まずは，2標本の差の検定と多重比較法の対応を確認する（表7-1）.

表7-1　2標本の差の検定と多重比較法の対応表

	2つの平均の差	多重比較法
パラメトリック検定	2標本 t 検定	テューキー法
	ウェルチの検定	ゲームス・ハウェル法
ノンパラメトリック検定	マンホイットニーの検定	スティール・ドゥワス法

● 分散分析で要因に有意差が認められた（主効果が有意なとき）後に，各々の群または変数（水準）間に差があるかを細かく比較したいときに行うことが多い（つまり，*post-hoc* 検定として）.

● 図7-8を見ると，多重比較法として，テューキー法，ゲームス・ハウェル法，スティール・ドゥワス法が記載されている.

● これ以外にも，以下のようなたくさんの手法がある.

```
◆多重比較法の例

最小有意差（LSD）        Bonferroni          Sidak

Scheffé                 R-E-G-W の F        R-E-G-W の Q

Student-Newman-Keuls    Tukey               Tukey の b

Duncan                  Hochberg の GT2     Gabriel

Waller-Duncan           Dunnett             Tamhane の T2

Dunnett の T3           Games-Howell        Dunnett の C

Dunn　などなど…
```

- しかし，基本的には，**図 7-8** に記述した手法だけでも十分である．

- どの方法を用いても間違いではないが，テューキー法やシェフェ**Scheffé**法はよく用いられる．

  - 詳細な多重比較法の特徴については文献★を参照されたい．

★ 対馬栄輝：
『**SPSS**で学ぶ
医療系データ解
析 第2版』．
東 京 図 書，
2016．

- 図 7-8 ではカッコ書きの中に 2 標本の差の検定である，2 標本 t 検定やウェルチの検定（またはウェルチの補正による 2 標本 t 検定），マン・ホイットニーの検定が記されている．これはなぜか．

  - 通常，3 標本以上の差の検定を行うときに，これらの手法を用いることは間違いである．

  - しかし，これらの手法を用いてから，ボンフェローニ法またはシェイファー法を用いて p 値を補正すれば多重比較法として問題がない．

ボンフェロー▶
ニ法の手順

(1) ボンフェローニ法

  - たとえば，A 群，B 群，C 群の差の検定を行うとする．A 群と B 群，A 群と C 群，B 群と C 群の差を検定するために，2 標本 t 検定を適用する．

- ➢ 2標本 t 検定を行うだけなら，もちろん間違いである．
- ➢ 正規分布に従わないならマン・ホイットニーの検定，対応のあるデータなら，対応のある t 検定，ウィルコクソンの検定というふうに，通常の2つのデータの差を見るときと同様に検定する．
- A群とB群の検定の結果が $p=0.012$，A群とC群の検定結果が $p=0.001$，B群とC群の検定結果が，$p=0.041$ だったとしよう．
- この p の値に検定を行った数（検定数）をかける[13]．ここでは3回，2標本 t 検定を繰り返しているので，それぞれ $p=0.012×3 = 0.036$，$p=0.001×3=0.003$，$p=0.041×3=0.123$ となる．つまり，B群とC群は有意な差がないことになる．
- ここでは3をかけたが，群の数によって検定数は異なる．p 値にかける検定数の計算方法は，群の数 m として，$m×(m-1)÷2$ で求める．
- ➢ 3群のときは，$3×(3-1)÷2=3$ となる．4群のときは，$4×(4-1)÷2=6$ となる．
- 通常の2つの差を見る検定を行って出力された p 値に，検定数をかけて補正する方法がボンフェローニ法である．
- ただし，群の数が多くなると，乗じる値が大きくなるため，有意差が出難くなる欠点がある．ゆえに，可能な限り多重比較法を用いるべきである．
- 統計ソフトに多重比較法がプログラムされていないなど，多重比較法が使えないときの応急的な方法と思えばよい．
- 対応のある差の検定（対応のある t 検定やウィルコクソンの検定）に対応した多重比較法は存在しないので，ボンフェローニ法は必要であろう．

---

13) 一般的なボンフェローニ法は有意水準を検定数で割るという方法である．有意水準を $p=0.05$ としたなら，$p=0.05/3≒0.1667$ とする．つまり，$p<0.1667$ となったときに "有意な差がある" と判断する．理論的には本文で説明した方法と同じことになる．ただ，有意水準を割る方法の問題は，計算の有効桁数によって，四捨五入もしくは切り捨てしなければならないので，誤差が起こる点である．

(2) シェイファー法

- p 値に検定数をかけるボンフェローニ法は判定が厳しい（有意差が出にくい）ので，もう少し緩い基準にしたのが，シェイファー法である．

- シェイファー法を行うときも，まずは通常通りの 2 つのデータの差の検定を行う．たとえば，2 標本 t 検定などである．

- その後に p 値を補正するわけだが，これがなかなか厄介である．補正のための計算は手計算では不可能であり，Web [14] にて配布している Excel ファイルがあるので，活用されたい．

- シェイファー法は，計算が面倒なので簡単に，手軽にとはいかないだろう．しかし，ボンフェローニ法よりは有意な差を見逃さない利点があり，活用すべきであろう．とはいっても，適切な多重比較法が使える環境であれば，そちらを優先させたい．

第 7 章のまとめ

本章では，1 元配置分散分析と，それに関連した検定手法を解説した．

□ 1 元配置分散分析とは何か？

□ クラスカル・ワリスの検定との使い分けは？

□ 多重比較法とは何か？

□ ボンフェローニ法，シェイファー法とは何かわかるか？

---

14) http://personal.hs.hirosaki-u.ac.jp/pteiki/research/stat3/text.html からダウンロードできる.

これらはもちろん，数式や理論を知る必要はない．どういったデータに対して使うか，という適用を知るだけで十分である．

補足：パラメトリック検定とノンパラメトリック検定

　パラメトリック検定（パラメトリックな手法）はパラメータ（特性値）による検定のことである．正規分布では平均と分散がパラメータであった．したがって，正規分布に従うデータを対象にした検定では，平均と分散を利用して検定するゆえにパラメトリック検定と呼ぶ．

　ノンパラメトリック検定（ノンパラメトリックな手法，分布によらない検定 distribution free test ともいう）は，母集団分布がわからないデータまたはパラメータが決められない母集団からのデータに対して用いられる．正規分布に従わないデータに対して適用する検定を総称して，ノンパラメトリック検定という．

　ノンパラメトリック検定はパラメトリック検定を包括する理論であるために，正規分布に従うデータに対してノンパラメトリック検定を適用させても間違いではない．ただし，その場合は，第 II 種の誤り（差があるのに，差がないと判定してしまうなどの誤り）[→ §3.1 の② (p.41)] が大きくなる問題がある．

第8章 2元配置以上の分散分析

・2元配置以上の分散分析の意味を知る
・2元配置以上の分散分析の手順を知る
・交互作用の意味を知る

§8.1 2元配置以上の分散分析とは

　1元配置分散分析は，1つの要因に関する差の検定を行う場合に用いられる手法であった．一方，2つ以上の要因に関して差の検定を行う場合には，2元配置以上の分散分析を適用させる．例として，**表6-1b**（**図6-2**）のようなデータがある．この例では12人の対象者を"性別"の要因として ｛男，女｝ の2水準で群分けし，また"年代"の要因として ｛若年，中年，高年｝ の3水準で群分けした2つの要因が存在する．これらの各要因の水準間で差があるかどうかを検定する手法を**2元配置分散分析 two-way ANOVA** と呼ぶ．要因が3つになると**3元配置分散分析 three-way ANOVA**，4つだと**4元配置分散分析 four-way ANOVA** と呼ぶ．

2元配置以上の分散分析の場合，1要因当たりの水準数が最低2つあればよい．したがって最も水準数の少ない2元配置分散分析の例は，2つの要因とも水準数が2つのときである．たとえば，性別 ｛男，女｝ の要因と治療 ｛治療あり，治療なし｝ の要因というように2つずつで構わない．

　分散分析の適用条件は，1元配置分散分析と同様で，

● 　平均を扱う検定なので，データは正規分布に従わなければならない

● 　各群の分散は等しくなければならない

● 　各標本は独立でなければならない（互いに無相関という意味）

という理論的な制約条件がある．

　理論的には1元配置分散分析と全く同じであり，解釈も基本的に同じと考えて差し支えない．ただし，交互作用という厄介なものが出てくる．2元配置以上の分散分析の手順について，以下に述べていこう．

> ● 　2元配置以上の分散分析は要因が2つ以上ある分散分析のことである
>
> ● 　平均を扱う検定なので，データは正規分布に従わなければならない
>
> ● 　各群の分散は等しくなければならない

2元配置以上の分散分析の手順は，**図8-1** のフローチャートに従う．図を見てもらえばわかるが，1元配置分散分析と比べると，かなりシンプルになっている．また以下のような特徴がある．

● データが正規分布に従わないとき，代わる手法は存在しない．
  ● §7.2（p.128）に従って，事前に正規分布に従うかを確認できないわけではないが，代わる手法がないために対応不可能である．

CHECK！
★ 対馬栄輝：
『SPSS で学ぶ医療系データ解析 第2版』，東京図書，2016 では，多重比較法の手順を省略している．

以降では**図8-1**★ の手順について，解説する．

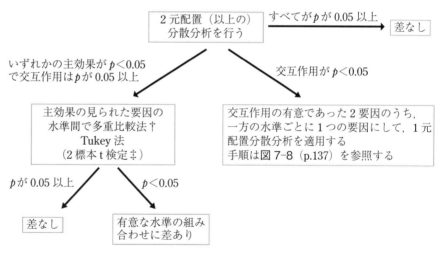

† 水準数が2つしかない要因は，分散分析の時点で終了
‡ Bonfferoni 法または Shaffer の方法で補正する場合

図8-1　2元配置以上の分散分析の解析手順

① SPSS による 2 元配置分散分析

　例題のデータは Excel のファイル形式で，http://personal.hs.hirosaki-u.
ac.jp/~pteiki/research/stat3/sampledata.xlsx からダウンロードする[1].

　例題は，ダウンロードした Excel ファイルで［**8 章　2 元配置以上の分散分
析**］のワークシートである．75 人の健常者を対象として，運動習慣の頻度別
に握力の差を知りたいとする．また，性別によって差があるかについても知り
たい．

　運動習慣はおよそ 1 週間にどれくらいの頻度で運動を行うかを調べた結果か
ら，｛0 日の群（＝1 週間に全く行わない），1 日の群，2 日の群，3 日以上の
群｝に分けている．また性別は，｛男性群，女性群｝で分けている．この検定
を，図 8-1 の手順にしたがって進める．
　以降では，2 元配置分散分析を例として述べるが，2 元配置以上となっても
同様の手順となる．

1）　Excel 97-2003 形式（拡張子 xls）のファイルは http://personal.hs.hirosaki-u.ac.jp/~pteiki/
research/stat3/sampledata.xls からダウンロード．また，SPSS 形式のファイルは http://
personal.hs.hirosaki-u.ac.jp/~pteiki/research/stat3/sampledata_SPSS.zip　からダウンロー
ド可．

② 2元配置分散分析を行う

SPSS による▶
2元配置分散
分析の手順

● メニューから図8-2を参照して①［分析］→②［一般線型モデル］→
③［1変量］のように選ぶ.

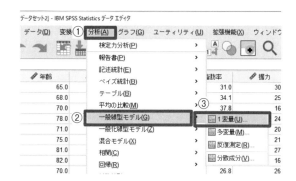

図8-2　メニューの選択方法

● 図8-3の［1変量］ダイアログボックスで,差を検定したい変数（ここで
は"握力"）をクリックして,①［矢印ボタン］で［従属変数］ボックス
に移動する.

● 群分けする変数（要因）をクリックして選び，②［矢印ボタン］で［固定因子］ボックスに移動する．ここでは，"性別"と"運動習慣"の2つを入れる．

● ③［その後の検定］ボタンをクリックする．

● 新たに出てくる図8-4の［1変量：観測平均値のその後の多重比較］ダイアログボックスの［因子］ボックスから，多重比較法を行いたい"性別"と"運動習慣"を④［矢印ボタン］で右の［その後の検定］ボックスに移動する．

● ⑤［Tukey］にチェックを入れる[2]．⑥［続行］をクリックして閉じる．

● 図8-3の⑦［OK］をクリックする．

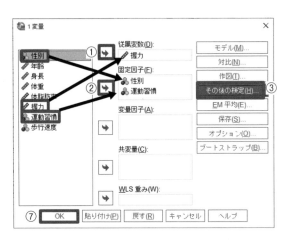

図 8-3　ダイアログボックスの設定

---

2) 多重比較法の一覧を見ると，［Bonferroni］という手法があるが，この"Bonferroni"では上にある"最小有意差"の p を Bonferroni の補正で修正した結果を出す．従って，通常の Bonferroni の補正と異なる結果が出る．

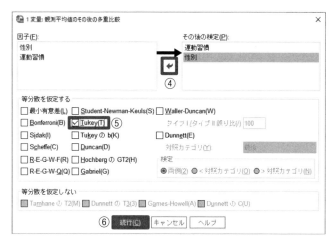

図8-4 多重比較法のダイアログボックス

2元配置分散▶
分析の結果の
解釈

結果は以下の通り.

● まず, 等分散性の検定は行っていない. これは, ウェルチの検定ができな
いからである. したがって, ゲームス・ハウェル法も出力されない. その
分, 結果の判断は簡素化される.

● 図8-5の①2元配置分散分析の結果を見る. 運動習慣, 性別の有意確率
が出力されているので, 個々に見る. pが0.05以上なら有意な差はない.
$p<0.05$なら②テューキー法の結果へ.

　● ここの結果では性別が$p=0.007$, 運動習慣が$p \fallingdotseq 0.000$なので, "有意な
差がある"と判断し, ②へ.

● ただし図8-5の①で, 交互作用の［性別＊運動習慣］が$p<0.05$なら, 運
動習慣, 性別の要因が有意か有意でないかに関わらず, §8.2の④へ.

- この結果では，交互作用が p が0.05以上（$p = 0.069$）なので，図8-5①，②の順に解釈する．

- 交互作用が有意ということは，<u>運動習慣と性別の2つの水準ごとで差のパターンが異なる</u>ことを意味する．

- たとえば，男性では運動習慣が0日，1日，2日，…，と増えていったときに握力は上がっていくが，女性では運動習慣の握力が下がっていく（相殺効果）場合である．また，男性も女性も運動習慣が0日，1日，2日，…，と増えていったときに握力は上がっていくが，女性では特に上がる度合いが大きい場合（相乗効果）である．相殺または相乗効果が，何れかの水準間で部分的に発生しても交互作用がある，となる．

- 図8-1では『交互作用の有意であった2要因のうち，一方の水準ごとに1つの要因にして，1元配置分散分析を適用する．手順は図7-8を参照する』と記している．といっても，ピンとこないので，具体的手順を §8.2 の④で解説する．また §8.3 の①も参照されたい．

---

③ 交互作用が有意ではなかったとき

- 交互作用が有意でなければ，図8-5 の②テューキー法の結果を見る．

- ②を見ると，運動習慣が0日の群と1日〜3日の群に有意な差があり，1日と3日に有意な差があり，2日と3日に有意な差がある．何れも $p < 0.01$ と判断できる．

- 性別も $p < 0.01$（$p = 0.007$）で有意な差があるので②へ，となるわけだが，性別の要因は ｛男，女｝の2水準なので，分散分析の結果から男女に有意な差がある，と判断するに止まる．わざわざ多重比較法を行う必要はない．

交互作用が有
意ではないと
きかつ，要因
に2水準しか▶
ないときの多
重比較法は行
わなくてよい

- いかなる分散分析においても2水準の要因では，<u>分散分析の結果だけで解釈可能なので，多重比較法は行う必要がない</u>．

被験者間効果の検定

従属変数: 握力

ソース	タイプ III 平方和	自由度	平均平方	F 値	有意確率
修正モデル	1762.502[a]	6	293.750	16.672	.000
切片	14756.288	1	14756.288	837.526	.000
性別	136.805	1	136.805	7.765	.007
運動習慣	996.744	3	332.248	18.857	.000
性別 * 運動習慣	98.278	2	49.139	2.789	.069
誤差	1198.085	68			
総和	46932.000	75			
修正総和	2960.587	74			

a. R2 乗 = .595 (調整済み R2 乗 = .560)

① ここが2元配置分散分析の結果
運動習慣，性別のそれぞれで，
p が0.05以上のとき → 有意な差はない
$p < 0.05$ のとき → ②へ
<u>運動習慣* 性別は，交互作用のこと</u>
p が0.05以上のとき → 無視する
$p < 0.05$ のとき → §8.2の4へ

多重比較

従属変数: 握力

Tukey HSD

(I) 運動習慣	(J) 運動習慣	平均値の差 (I-J)	標準誤差	有意確率	95% 信頼区間 下限	95% 信頼区間 上限
.0	1.0	-4.642*	1.3555	.006	-8.212	-1.072
	2.0	-6.981*	1.4013	.000	-10.672	-3.291
	3.0	-12.824*	1.4397	.000	-16.615	-9.032
1.0	.0	4.642*	1.3555	.006	1.072	8.212
	2.0	-2.340	1.3146	.292	-5.802	1.123
	3.0	-8.182*	1.3555	.000	-11.752	-4.612
2.0	.0	6.981*	1.4013	.000	3.291	10.672
	1.0	2.340	1.3146	.292	-1.123	5.802
	3.0	-5.842*	1.4013	.001	-9.533	-2.151
3.0	.0	12.824*	1.4397	.000	9.032	16.615
	1.0	8.182*	1.3555	.000	4.612	11.752
	2.0	5.842*	1.4013	.001	2.151	9.533

観測平均値に基づいています。
誤差項は平均平方 (誤差) = 17.619 です。
*. 平均値の差は 0.05 水準で有意です。

② Tukey 法の結果
$p < 0.05$ のときは有意差がある
※交互作用が有意なときは見ない

図 8-5　2 元配置分散分析の結果

④ 交互作用が有意となったとき

交互作用が有▶
意となったと
きの多重比較
法の結果の解
釈

- 交互作用が有意であったときは，各要因の水準ごとに要因を作成して1元配置分散分析を適用する．

- 少々ややこしいが，手順は至って簡単である．

- 実際に交互作用の有意な例を挙げて説明する．Excel ファイル［**8章 1要因の反復測定分散分析**］のデータ例で，"運動習慣"と"歩行速度"の要因で握力に差があるか，2元配置分散分析を行う．
  - 歩行速度は，遅い群（0の群＝40m/分未満），普通の群（1の群＝40～60m/分），速い群（2の群＝60m/分以上）で群分けされている．2の群が最も速く歩ける．

- 解析の結果は図8-6のようになる．"運動習慣"，"歩行速度"は有意な差がある．そして"運動習慣＊歩行速度"の交互作用も有意である．

被験者間効果の検定

従属変数: 握力

ソース	タイプⅢ平方和	自由度	平均平方	F値	有意確率
修正モデル	2327.538[a]	11	211.594	21.058	.000
切片	27863.625	1	27863.625	2772.944	.000
運動習慣	403.608	3	134.536	13.389	.000
歩行速度	494.892	2	247.446	24.625	.000
運動習慣＊歩行速度	228.333	6	38.055	3.78?	.003
誤差	633.049	63	10.048		
総和	46932.000	75			
修正総和	2960.587	74			

交互作用が有意となっている

a. R2乗 = .786 (調整済み R2乗 = .749)

図8-6 運動習慣と歩行速度の2元配置分散分析の結果

- 試しにグラフを描いてみると，図8-7のようになる．歩行速度が遅い群（0の群）をみると運動習慣が0日から3日以上になるに従って，握力は高くなっていく傾向がある．しかし，歩行速度が普通の群（1の群）をみると運動習慣が1日の群の握力は高く，2日で低くなる．歩行速度が速い群（2の群）をみると運動習慣が0日から3日以上になるに従って高くなる傾向はあるが，1日と2日の差が大きい．

- 運動習慣の群別にグラフを見ると，各運動習慣別に握力の低い方から歩行速度が0の群（白），1の群（灰），2の群（黒）の順に並んでいる傾向はあるが，運動習慣が1日の群では，歩行速度1の群（灰）と2の群（黒）が逆転している．

- こうした<u>傾向の異なるところに交互作用があるかもしれない</u>．

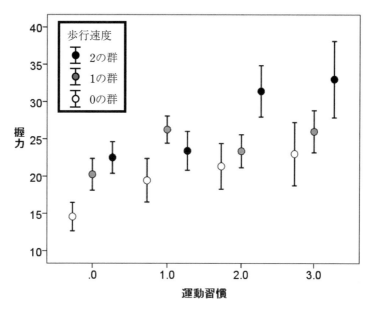

図8-7　運動習慣と歩行速度別のエラーバーグラフ

CHECK！
★図8-1『交互
作用の有意であ
った2要因の
うち，一方の水
準ごとに1つ
の要因にして，
1元配置分散分
析を適用する．
手順は図7-8
を参照する』と
いう記載の手順
である．

● 図8-6では交互作用が有意であった（$p<0.01$）ので，次の手順を説明する★.

● 運動習慣要因の水準ごとに要因を作成し，1元配置分散分析を行う.

　● 運動習慣が0日の群のみを対象として歩行速度が ｜遅い群，普通の群，速い群｜ に分け，1元配置分散分析を行う．手順は図7-8を参照する.

　● 運動習慣が1日の群のみを対象として歩行速度が ｜遅い群，普通の群，速い群｜ に分け，1元配置分散分析を行う．手順は図7-8を参照する.

　● 運動習慣が2日の群のみを対象として歩行速度が ｜遅い群，普通の群，速い群｜ に分け，1元配置分散分析を行う．手順は図7-8を参照する.

　● 運動習慣が3日以上の群のみを対象として歩行速度が ｜遅い群，普通の群，速い群｜ に分け，1元配置分散分析を行う．手順は図7-8を参照する.

● 次に，歩行速度要因の水準ごとに要因を作成し，1元配置分散分析を行う.

　● 歩行速度が遅い群のみを対象として運動習慣が ｜0日の群，1日の群，2日の群，3日以上の群｜ に分け，1元配置分散分析を行う．手順は図7-8を参照する.

　● 歩行速度が普通の群のみを対象として運動習慣が ｜0日の群，1日の群，2日の群，3日以上の群｜ に分け，1元配置分散分析を行う．手順は図7-8を参照する.

　● 歩行速度が速い群のみを対象として運動習慣が ｜0日の群，1日の群，2日の群，3日以上の群｜ に分け，1元配置分散分析を行う．手順は図7-8を参照する.

● 結果の読み方などは，1元配置分散分析の通りとなる.

● 主効果が有意でなくても交互作用が有意なときには，本章節で解説した1元配置分散分析とともに出力される多重比較法の結果も見て有意差を確か

めた方が無難である.

● 相殺効果のために要因の主効果が有意ではない, こともある.

交互作用が有▶
意となったと
きの次の手順
―別の方法

● もう1つの方法は, 1元配置分散分析の手順を省いて, テューキー法の結果だけ見る手順である.

● 各水準ごとに他方の水準の差をテューキー法で検定する. つまり, 上述の手順で1元配置分散分析の結果を見ないということである.

● この手順は, 上述の方法よりも簡単である.

● どちらが正しいとか誤っているとかはいえない. 簡単な方を推奨する.

SPSS で特定▶
の対象者を選
択する手順

◎ SPSS で"運動習慣が0日の者"のみを選ぶ手順

● 図8-8 のように①［データ］―②［ケースの選択］を選ぶ.

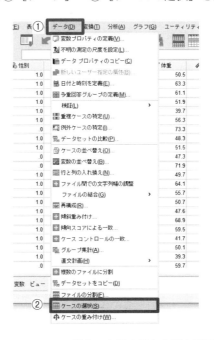

図8-8　SPSS で特定の条件の対象を選ぶ手順1

- 図8-9のダイアログボックスで，① ［IF 条件が満たされるケース］にチェックを入れて，② ［IF］ボタンをクリックする．

- 図8-10のダイアログボックスで，"運動習慣"を選び，① ［矢印ボタン］で右のボックスに移動する．その後，② ［＝］ボタンをクリック，③ ［0］ボタンをクリックする（［運動習慣＝0］と表示される．②と③は直に半角テキストで入力してもよい）．これは，運動習慣が0の群を指定したという意味である．もし，運動習慣が1の群を指定したければ，0を1にすればよい．その後，④ ［続行］をクリックする．

- 図8-11の①で ［運動習慣＝0］となっていることを確認する．その後，② ［OK］ボタンをクリックする．

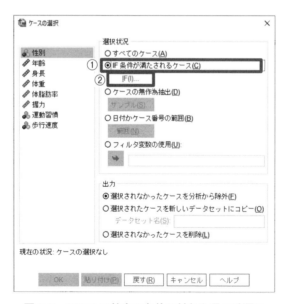

図8-9 SPSSで特定の条件の対象を選ぶ手順2

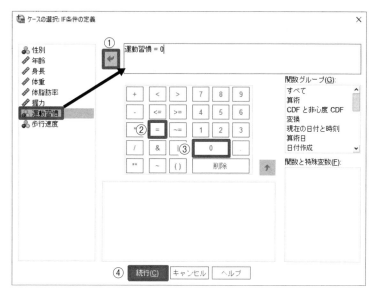

図 8-10　SPSS で特定の条件の対象を選ぶ手順 3

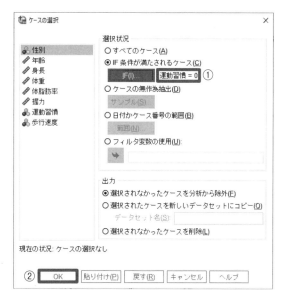

図 8-11　SPSS で特定の条件の対象を選ぶ手順 4

- 図8-12のように，除外された症例では斜線が引かれる．この状態だと，運動習慣が0日の対象のみで1元配置分散分析もしくは多重比較法を行える．

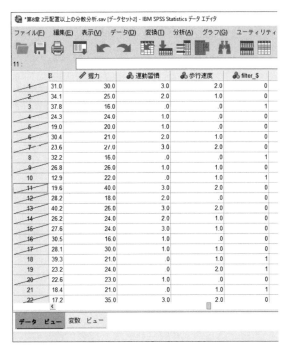

図8-12　SPSSで特定の条件の対象を選ぶ手順5

⑤ 正規分布に従わないデータの場合

● 2元配置分散分析を行おうとして，データが正規分布に従わなかったとき[3]，それに代わるノンパラメトリックな手法は存在しない．

　　● したがって，データが正規分布に従わないときであっても，2元配置分散分析を適用させるしかない．

● ノンパラメトリックな手法にこだわるのであれば，ノンパラメトリックな手法の多重比較法で検定する．

　　● 各要因の水準に対して，スティール・ドゥワス法を適用させる．§7.3の⑤（p.148）を参照して，改変Rコマンダー★を使用する．

　　● もう1つの方法は（あまり推奨できないが），マン・ホイットニーの検定[4]を行ってp値を，ボンフェローニ法またはシェイファー法で補正する．§7.5の②（p.157）の手順に従って行う．

● 交互作用の検定は不可能であるため，グラフを描いて主観的に判断するしかない．交互作用の存在が疑わしいときは，§8.2の④で述べた交互作用が有意なときと同様に解析する．

　　● たとえば，運動習慣が0日の群のみを対象として歩行速度が ¦遅い群，普通の群，速い群¦ に分け，スティール・ドゥワス法を適用させ，1日の群のみを対象として ¦遅い群，普通の群，速い群¦ に分け，スティール・ドゥワス法を適用させ，…という手順で．

★ http://personal.hs.hirosaki-u.ac.jp/~pteiki/research/stat/S/ からダウンロード可能である．

CHECK !
★シェイファー法については，1元配置分散分析や2元配置以上の分散分析の後に行う多重比較法として，強く推奨できないので，ここでは詳細に説明しない．次章からの反復測定分散分析では，推奨される．

3） シャピロ・ウイルクの検定を行っても，正規分布に従うデータか否かを真に判断できるわけではないゆえに，正しいとも誤っているともいい切れないのが実情である．

4） 2標本の差の検定のノンパラメトリックな手法である．

Column　ホルム法とは？

　　本書では，説明していないがボンフェローニ法，シェイファー法に関連した，**ホルム Holm 法**という補正もある．

　　これは，<u>ボンフェローニ法よりも有意差が出やすい</u>（シェイファー法よりは有意差が出にくいが）．また計算が簡単であるため，シェイファー法が使えないときは，ボンフェローニ法よりは推奨される．

　　ボンフェローニ法は計算が簡単だが 4 群以上の比較になると，p 値が大きくなりすぎて，有意差が出にくくなる．検定の有意確率を都合よくコントロールするかのような表現であるが，理論的に誤りではない手法である（むしろ，ボンフェローニ法が厳し過ぎる）．

①ボンフェローニ法やシェイファー法と同じように，各水準間で 2 標本 t 検定やマン・ホイットニーの検定を行う．

②検定で得られた p 値を小さい順に並べる．たとえば，A と B 群，B と C 群，A と C 群の検定で，$p_{AB} = 0.030$，$p_{BC} = 0.001$，$p_{AC} = 0.040$ と出力されたとする．

③検定数 k を求める．ここでは $k = 3$（$k = 3$ 群 $\times (3-1) \div 2$）となる．

④p の小さい方から順（ここでは $p_{BC} < p_{AB} < p_{AC}$）に k，$k-1$，$k-2$，…を乗じる．つまり，$P_{BC} = p_{BC} \times k$，$P_{AB} = p_{AB} \times (k-1)$，$P_{AC} = p_{AC} \times (k-2)$，…のように計算する．実際には $P_{BC} = 0.001 \times 3 = 0.003$，$P_{AB} = 0.030 \times (3-1) = 0.060$，$P_{AC} = 0.040 \times (3-2) = 0.040$ となる．

⑤<u>計算前 $p_{\bullet\bullet}$ の小さい順（$p_{BC} < p_{AB} < p_{AC}$）に，計算後の P_{BC}，P_{AB}，P_{AC} と並べる</u>（計算後の P_{BC}，P_{AB}，P_{AC} を小さい順に並べるのではないことに注意）．

⑥$P_{\bullet\bullet}$ の有意性を判断する．

● この例では，$P_{BC} = 0.003$，$P_{AB} = 0.060$，$P_{AC} = 0.040$ の順に並べる．

　　● $P_{BC} \leqq P_{AB} \leqq P_{AC}$ であれば，$p < 0.05$ の $P_{\bullet\bullet}$ を有意差あり，とする．

　　● P_{BC}，P_{AB}，P_{AC} の順序性がバラバラでも，すべて $p < 0.05$ ならすべて有意差あり．

　　● P_{BC}，P_{AB}，P_{AC} の順序性がバラバラで，何れかの $P_{\bullet\bullet}$ が p が 0.05 以上なら，それ以降（計算前の p が大きい）の $P_{\bullet\bullet}$ はすべて（$p < 0.05$ であっても）有意差なし．

● この例では，順序性はバラバラである．そして，B と C 群の検定 P_{BC} は 0.003 で有意（$p < 0.01$）である．しかし，A と B 群の検定 P_{AB} は 0.060 で有意ではない．したがってそれ以降の P_{AC} は有意ではない．結局，B と C 群のみ有意差ありとなる．

1 交互作用の意味

- 交互作用は，要因どうしが交互に作用し合っていることを意味する．

- 図8-13に例を挙げた．これは，治療の要因 {治療A，治療B} と年代の要因 {若年，老年} の2要因に対する2元配置分散分析を行った際に現れる様々なケースを述べたものである．
  - 図8-13a，bは交互作用が有意ではない（pが0.05以上）例である．
  - 図8-13c，dは交互作用が有意（$p < 0.05$）な例である．

交互作用が有▶意ではないとき，とは？

- 交互作用が有意ではないとき（**図8-13a，b**），治療Aと治療Bの差，若年と老年の差は，互いに影響を及ぼしていない．
  - **図8-13a**のケースでは，治療要因と年代要因の主効果が有意である．治療A群も治療B群も同程度に若年と老年の平均差がある．他方，若年群も老年群でも同程度に治療Aと治療Bに差がある．
  - **図8-13b**のケースでは，治療要因のみ主効果が有意である．治療A群と治療B群において若年と老年には平均差はない．他方，若年群も老年群でも同程度に治療Aと治療Bに差がある．

交互作用が有▶意なとき，とは？

- 交互作用が有意なとき（**図8-13c，d**），治療Aと治療Bの差，若年と老年の差は，互いに影響を及ぼしている．
  - **図8-13c**のケースでは，治療要因と年代要因の主効果，かつ交互作用も有意である．治療A群よりも治療B群の方で，若年と老年の平均差が大きい．これは，老年という水準が特に治療Bの効果を高める，何らかの影響が存在すると考えることもできる（絶対ではないが）．図8-13cのように，ある水準で差の効果が大きく出る交互作用を，**相乗効**

果という.

● 図 8-13d も，交互作用が有意である．若年群では治療 A よりも治療 B が大きいが，老年群では逆転して治療 B が小さくなっている．これは，老年という水準が治療 B に対して抑制効果を与えていると考えることもできる（絶対ではないが）．治療 A と治療 B の平均をとって，若年群と老年群で比較すると，平均の差は小さい．一般に，図 8-13d のように差の効果が逆転するケースを，**相殺効果**という.

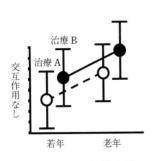

a. 治療要因と年代要因の
主効果が有意

b. 治療要因が有意

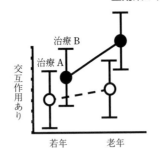
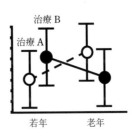

c. 治療要因と年代要因の主効果
と交互作用が有意（相乗効果）

d. 交互作用のみ有意（相殺効果）

図 8-13 主効果と交互作用の例

治療要因｜治療 A, 治療 B｜と年代要因｜若年, 老年｜の
2 元配置分散分析行った場合を想定して，主効果と交互作用が有意となる
組み合わせの例を，平均 ± 標準偏差のエラーバーグラフで表した.

- 交互作用が有意なときは要因が影響し合っているということになるが，あくまで数理上の問題である．交互作用の生じた原因は追及する必要はあるが，専門的に見てそれが有意義であるとは限らないこともある．

- 図 8-13c の例では，交互作用を考慮しなくてもよい場合がある．
  - なぜなら，治療 A よりも治療 B が大きい．若年よりも老年で大きい，という関係は保持されているからである．
  - 何れにおいても，交互作用が有意なときはグラフを描いて，平均や中央値の変化を観察し，交互作用にどういった意味があるかを確認したうえで，解釈すべきであろう．

- 水準数が多い要因では，観察しても交互作用が把握できないときがある．
  - すべてを詳細に観察するというよりは，注目したい水準に限定して観察した方が妥当かも知れない．
  - 3 元配置以上の分散分析で現れる 2 次以上の交互作用は無理に解釈する必要はない．2 次の交互作用とは，3 要因以上の交互作用（A＊B＊C）である．

② 正規分布や等分散性などを調べてまで分散分析を行うべきか？

- 本書の各章では，統計的検定の選び方をフローチャートで表している．

- そのフローチャートでは，データが正規分布に従わないならノンパラメトリックな手法とか，等分散しないならウェルチの検定を選ぶように記載している．

★佐伯胖, 松原望：実践としての統計学. 東京大学出版会, 2000, p149–150.

● こうした選択方法に対しての批判, 反対意見は多数ある.

　● たとえば, 佐伯ら★ では『帰無仮説を採択することによって「2つのパラメータが等しい」ということを積極的に主張しているように見える場合がある. t検定の前に分散が等しいかどうかの F 検定を行うが, この場合は帰無仮説が採択されると2つの分散が等しいと想定して次のステップへ移る. これは仮説検定のロジックの首尾一貫性という観点からいっておかしい』と記述されている.

　● この意見は理論的に正しい. 検定によって正規分布するとか, 等分散すると判断してから分散分析を適用する手順は, 間違っている.

　本書のフローチャートに似た解析手順を解説する書籍は多い. かといって, 本書でも間違っていることを堂々と載せてよいのだろうかという批判が起こるだろう. しかし, 理論的に間違っているとしても下記の点で, 致し方ない現状である.

● 確かに, 検定によって帰無仮説が採択されたら"正規分布とはいえない"とか"等分散とはいえない"というだけであって"等しい"ことを保証するわけではない. しかし, 正規分布に従う, または等分散する可能性も否定できない.

　● 確かに正規分布するとか, 等分散する事象は非常に小さいが…….

頑健性とは　▶　● 分散分析や t 検定には頑健性 robustness（ロバストネス）という性質がある. 分散分析の頑健性は高いといわれる.

　● 頑健性とは, がっしりした, 頑丈な, などの意味をもつが, 統計学では, 正規分布や等分散性などの前提条件が崩れても, ある程度理論通りの性質を保持できるという意味合いを表す.

　● データが絶対的に正規分布に従わなくても, また等分散していなくても, ある程度までは理論通りの性質を保持できるわけである.

分散分析の頑健性に関しては様々な研究報告がある.

- 分散分析の正規性からの逸脱に対する頑健性について
  - 正規性からの適度の乖離には，かなり頑健である（Pearson, 1931）.
  - 水準間の n が等しいときであれば，データがダミー変数（0–1 型）でも頑健である（Lunney, 1970）.

- 分散分析の等分散性からの逸脱に対する頑健性について
  - 水準間で n が等しいときは，等分散性から適度に乖離しても頑健である（Box, 1954；Cochran, 1947）.
  - 等分散ではないとき，水準間で n がわずかでも等しくなければ，検定結果は正しくない（Box, 1953）.

- 正規分布や等分散性からの，ある程度の逸脱は頑健性がカバーしてくれるだろう．しかし，著しい正規分布や等分散性からの逸脱は頑健性でも補えないかもしれない．こうしたデータは当然，シャピロ・ウイルクの検定やレーベンの検定でも有意となるから，$p < 0.05$ の結果が出たときはノンパラメトリックな手法やウェルチの検定を使用する.
  - シャピロ・ウイルクの検定やレーベンの検定で有意水準を引き上げる（$p = 0.2$ など）ことで，正規分布や等分散性からの逸脱に敏感に反応させて判断する方がよいという提案★もあるが，一般的ではない[5].

★たとえば『古川俊之（監），丹後俊郎（著）：新版 医学への統計学．朝倉書店, **1993**』など.

仮に「結局，真にデータが正規分布しているか，等分散しているかはわからないのだから，事前に検定を行うことは無意味だ」という意見が正しいとして，それを解決する手段は他にあるだろうか.

---

5) 誤っているというわけではない．理論的には適切な対処法である．しかし，一般的ではないので推奨できる方法ではない.

- 主観的な判断に頼るようになると，様々な意見を主張し合い，検定の整合性がとれなくなる．
  - 「専門家がそういっている」という根拠のない裏付けをして，都合のよい結果を導く傾向が強くなるかも知れない．

- 正当な根拠に基づいたうえで，本書で説明した検定選択のフローチャートよりも，より適切な選択基準が現れたとすれば，それに従えばよい．
  - 現状では，本書で挙げたフローチャートが最も妥当かつ客観性・整合性を保った方法である．

正規分布に従▶
わないデータ
に対する分散
分析は？

　とはいっても，実際に本章の2元配置分散分析では，代わるノンパラメトリックな手法が存在しないため，正規分布に従わないデータであれば2元配置分散分析を省略して多重比較法としてのスティール・ドゥワス法を適用するか，やむを得ず正規分布に従わないデータであっても2元配置分散分析を適用する方法を解説した．

- 1元配置分散分析を例にとって，実際に図7-8のようなフローチャートに従って解析を進めなかったとしたら，どのような結果となるか？R ver2.8.1（CRAN）を使用して，シミュレーションしてみた．

- 最初に，第I種の誤り[6] §3.1の②（p.41）に関する実験である．

6）　平均に差がない標本どうしの検定を行って，差があると誤って判定する確率

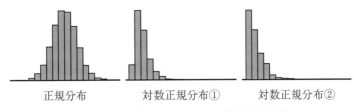

正規分布　　　　対数正規分布①　　　　対数正規分布②

図8-14　シミュレーションに使用した分布

● 3つの分布（図8-14）に従う，平均に差のない3群，4群，5群のデータ
を順に発生させた．その際の n は全群とも10例を想定した．

　● 実際に10〜50例で同様の実験を行ったが，例数による傾向の違いが認
められなかったので，ここでは10例のみ提示する．

● それぞれの条件（3種類の分布，3種類の群数）ですべての組み合わせで，
フローチャート（図7-8）に従った方法と，フローチャートには従わずに
はじめから1元配置分散分析を適用する方法の2つの場合について，
10,000回検定をくり返すシミュレーションを施行した．

　● この実験では，平均に差がない標本に対する分散分析であるため，差が
あると誤って判断するのは，0.05（5%）前後となるはずである．

　● 対数正規分布①[7] は偏った分布であるが，対数正規分布②[8] の方が偏り
は大きい．対数正規分布に対する1元配置分散分析は適用の誤りであ
る．当然，1元配置分散分析だと第Ⅰ種の誤り5%を保てないだろう．

7）　sdlog = 0.5 とした．
8）　sdlog = 0.7 とした．

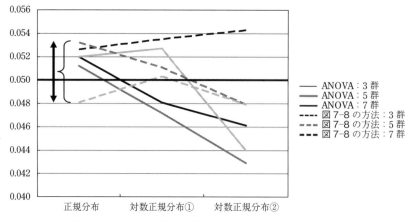

図8-15　第Ⅰ種の誤りに関するシミュレーションの結果

- 実際にシミュレーションを行った結果は**図8-15**の通りであった．簡単にいえば，理論値である0.050（5％；太線）に近いほど，理論通りに検定できていることになる．

- 正規分布に対する検定では，フローチャート（**図7-8**）に従った方法でも，1元配置分散分析を行った場合でも，5％近くなるはずである．正規分布では，0.05よりもやや大きい値でばらついている．この範囲（**図8-15**の矢印の上下幅）は0.006（0.6％）程度である．

- ところが同じように対数正規分布①や対数正規分布②で検定した結果では，確かにばらつきは大きくなるものの，正規分布と大差ない（およそ0.043～0.054の0.011［1.1％］程度の範囲）．
  - つまり，**図8-14**における対数正規分布②のようなデータに分散分析を行っても，1％前後の誤差でしかない．

- 分散分析の頑健性は高いと考える.
  - ただし，この結果ではすべての群（水準）でnが等しい場合という前提がある．nの数が異なるときは不明である.

- こんどは対数正規分布（sdlog＝0.6）に従うデータ$n=10$を3群，5群，7群と発生させ，1群（水準）にのみ差（平均で+0.6の差）を持たせ，検出力[9][→ §3.1 の③（p.43）]のシミュレーションを行った.

- 各条件で，10,000回の繰り返し検定を行う．検定手順は，図7-8のフローチャートに従った場合，1元配置分散分析（ANOVA）を適用させた場合，クラスカル・ワリスの検定を適用した場合の3種類である.
  - 理論的には，1元配置分散分析の適用は間違いである.

- 結果は図8-16の通りである.

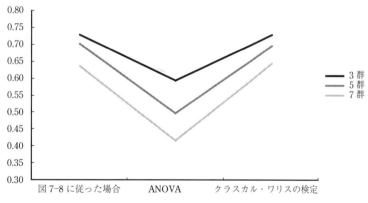

図8-16　検出力に関するシミュレーションの結果

---

9) 平均に差があるときに，差があると正しく判定する確率

- 検出力は，フローチャート（図7-8）の場合と，クラスカル・ワリスの検定で同程度となった．分散分析は最も低く（15～20％程度），群が多くなるほど低くなった．

- 対数正規分布に従う差のあるデータに対して分散分析を行った場合は，差を見逃す可能性が大きい（検出力が低くなる）だろう．

- 結論としては，本書で挙げたフローチャートは妥当であるということと，条件は限られるかもしれないが，分散分析は，正規分布からの逸脱があっても大きな問題は起こらないこともわかった．
  - すべての場合を調べてないので断言できないが，正規分布以外のデータに対して分散分析を適用した場合，有意な差は出にくいだろう．
  - もっとも，データが正規分布しないときは分散分析は除外して，スティール・ドゥワス法などの多重比較法を行えばよいだけなのだが[10]．

- この実験はあくまで参考であり，あらゆる問題を解決するものではない．

第8章のまとめ

本章では，2元配置以上の分散分析の例として，2元配置分散分析を挙げて解説した．また，それに関連した検定手法を解説した．

- ☐ 2元配置以上の分散分析とは何か？
- ☐ 交互作用とは何か？
- ☐ 分散分析の頑健性とは何か？

---

10) 実際には，この判断が最も正当である．理論的にも，最終的に多重比較法を行うのであれば，分散分析は不要である．ただし，前述した通り，多重比較法によって要因どうしの交互作用は検定できない．

第9章 1要因の反復測定分散分析

- ・1要因の反復測定分散分析の意味を知る
- ・1要因の反復測定分散分析の手順を知る
- ・ボンフェローニ法を知る
- ・シェイファー法を知る

§9.1　1要因の反復測定分散分析とは

　　反復測定分散分析 **repeated measures analysis of variance**（repeated measures ANOVA）とは，反復測定の（対応のある）要因（被検者内要因 within subject factor ともいう）により成り立つ分散分析である．本章では，反復測定要因（被検者内要因 within subject ともいう）を1つもつ分散分析を，**1要因の反復測定分散分析 one factor repeated measures analysis of variance** と呼ぶ[1]．

　　反復測定分散分析は，1つの群を対象として，3変数以上の平均の差を検定する手法である．例としては，**表6-1c**（**図6-3**）のような形式のデータに対

---

1)　通常，いくつ要因があっても，反復測定分散分析と呼ぶことが多い．

して，平均に差があるかどうかを検定する手法である．Aさん，Bさん，Cさんの3人に対して，歩行速度をトレーニング1週間後，2週間後，3週間後の3回に渡って反復測定している．この3回計測のうち，同じ人が反復して測定されていなければならない．

　反復測定分散分析の適用条件は，

● 平均を扱う検定なので，データは正規分布に従わなければならない．

● 変数（水準）間の球形性の仮定 sphericity hypothesis が必要である．

という制約条件がある．これらを満たせば適用可能である．反復測定分散分析についても，選択フローチャートがある．

● 反復測定分散分析とは，3変数以上の平均の差を検定する手法である

● 平均を扱う検定なので，データは正規分布に従わなければならない

● 球形性の仮定を前提とする

---

§9.2　1要因の反復測定分散分析の手順

　1要因の反復測定分散分析の手順は，図9-1のフローチャートに従う．1元配置分散分析と同程度にややこしい．

　手法や手法名を暗記する必要はなく，書いてある通りにルーチンに解析を進めればよい．なお，図9-1中の，フリードマン Friedman の検定と，多重比較法は，通常，分散分析の範疇には入らない手法である．

- フリードマンの検定は，正規分布に従わない変数（水準［→§4.2（p.76）]）が少なくとも1つ存在したときに適用される.
  - 多くのデータ解析に関する実務書では，このように書かれているが，本質的に分散分析とフリードマンの検定は異なる．したがって，分散分析の代わりにフリードマンの検定を適用することが適切であるかどうかについては，断言できない．

以降では図9-1の手順について，解説する.

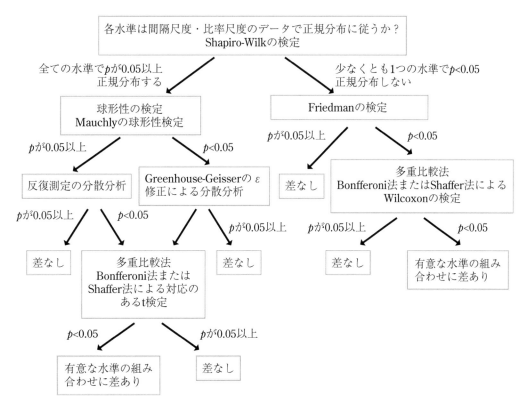

図9-1 反復測定分散分析の解析手順

① SPSS による反復測定分散分析

　例題のデータは，Excel のファイル形式で，http://personal.hs.hirosaki-u. ac.jp/~pteiki/research/stat3/sampledata.xlsx　からダウンロードする[2]．

　ダウンロードした Excel ファイルで［**9 章　1 要因の反復測定分散分析**］のワークシートである．30 人の健常者を対象として，トレーニングを開始した初回時の握力，1 か月後の握力，2 か月後の握力の差を検定する．図 9-1 の手順にしたがって進める．

② 各水準は間隔尺度・比率尺度のデータで正規分布に従うか？

SPSS による▶
正規性の確認

- 差を見ようとするデータの尺度を確認する［→§1.4（p.9）］．データは"握力"である．これは，"kg"で測られたデータであり，比率尺度と判断する．

  - もしデータが名義尺度であれば，χ^2 検定★ を適用させなければならない．
  - 段階数が少なく，明らかに順序尺度と判断される場合は，シャピロ・ウイルクの検定は不要で，フリードマンの検定へ進む．

★ 対馬栄輝：
『SPSS で学ぶ
医療系データ解
析 第 2 版』東
京 図 書，
2016．

- シャピロ・ウイルクの検定は，§7.2 の①（p.130）に従って行う（図 9-2 の手順）．解析の結果は，図 9-3 のようになる．"握力初回"が $p < 0.05$ で，正規分布に従わないことになる．それ以外は，正規分布に従うと判断する．

  - ベンジャミンとホックベルグ法［→ §7.5 の①（p.154）］を用いるならば，p の大きい順に，握力 2 か月が $p = 0.136$，握力 1 か月が $p = 0.085$，握力初回が $p = 0.013$ となる．これらに，握力 2 か月 $p = 0.136 \times 3/3 = 0.136$，握力 1 か月 $p = 0.085 \times 3/2 = 0.1275$，握力初回が $p = 0.013 \times 3/1 =$

2）Excel 97-2003 形式（拡張子 xls）のファイルは http://personal.hs.hirosaki-u.ac.jp/~pteiki/
research/stat3/sampledata.xls からダウンロード．また，SPSS 形式のファイルは http://
personal.hs.hirosaki-u.ac.jp/~pteiki/research/stat3/sampledata_SPSS.zip からダウンロード
可．

0.039 と補正される.

● 結局，握力初回は $p < 0.05$（補正後 $p = 0.039$）なので図 9-1 の手順に従えば，これはフリードマンの検定の適用となる.

● しかし，以降ではすべての変数が正規分布に従うと仮定して進める.

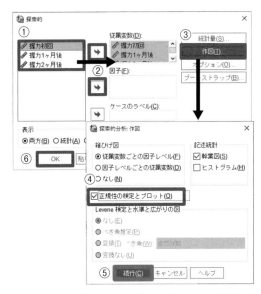

図 9-2　握力の 3 変数に対してシャピロ・ウイルクの検定を行う手順

正規性の検定

	Kolmogorov-Smirnov の正規性の検定 (探索的)[a]			Shapiro-Wilk		
	統計量	自由度	有意確率	統計量	自由度	有意確率
握力初回	.173	30	.022	.908	30	.013
握力1ヶ月後	.130	30	.200[*]	.939	30	.085
握力2ヶ月後	.123	30	.200[*]	.946	30	.136

*. これが真の有意水準の下限です.

a. Lilliefors 有意確率の修正

ここが $p < 0.05$ ならば，正規分布に従わない.
p が 0.05 以上ならば正規分布に従う，とみなす.

図 9-3　3 変数のシャピロ・ウイルク検定の結果

③ 球形性の検定と，それ以下の検定

SPSS による▶
1 要因の反復
測定分散分析

- SPSS では，球形性の検定，反復測定分散分析，グリーンハウス・カイザ－**Greenhouse-Geisser** の ε 修正，多重比較法は，同時に出力される．

- メニューから図 9-4 を参照して① ［分析］→② ［一般線型モデル］→③ ［反復測定］のように選ぶ[3]．

- 図 9-5 のダイアログボックスで，① ［被験者内因子名］を "握力" と入れる（これは単なる表示名の編集なので，必ず入力する必要はない）．② ［水準数］は，3 つの変数の差を検定するので，"3" と入力する．

- ③ ［追加］ボタンをクリックすると，右のボックスに ［握力(3)］ と表示される．

- ④ ［定義］ボタンをクリック．

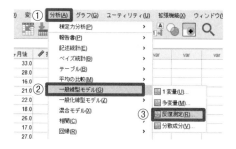

図 9-4 メニューから反復測定分散分析を選択

3） この手法を使用するためには，SPSS オプションの Advanced Statistics が必要である．

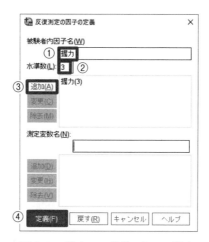

図9-5 ダイアログボックスの設定

● 新たに出てくる［反復測定］のダイアログボックス（図9-6）で，差を見たい変数（ここでは握力初回，握力1か月後，握力2か月後）を選び，①の矢印ボタンで［被験者内変数］ボックスに移動する．

● その後，②［オプション］ボタンをクリックする．

● ［反復測定：オプション］のダイアログボックスで，［因子と交互作用］ボックスから［握力］を選び，③矢印ボタンで［平均値の表示］ボックスに移動する．④［主効果の比較］にチェックを入れる．

● ［信頼区間の調整］部分では，⑤［LSD（なし）］と表示されているので⑥［Bonferroni］を選んで変更し，⑦［続行］ボタンをクリックする[4]．

● ⑧［OK］をクリック．

---

4) 本書で説明する "Bonferroni" は，対応のある t 検定を行って得た p 値を Bonferroni の方法で補正する，正しい結果が出力される．

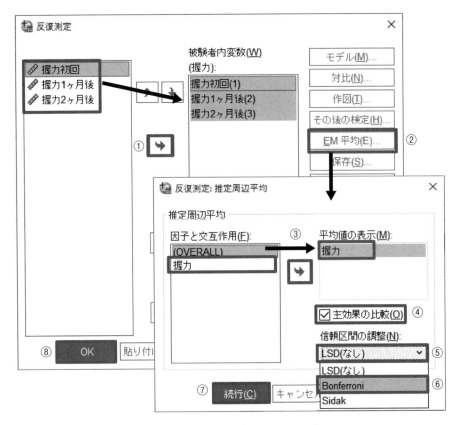

図9-6　ダイアログボックスの設定

1要因の反復▶
測定分散分析
の結果の解釈

結果は以下の通り．

● 図9-7の①〜③の手順で結果を読む．まず，①モークリーMauchly の球
　形性の検定[5)][Mauchly の球面性検定] の結果を見る．ここがpが0.05以
　上なら②へ．$p < 0.05$なら③へ．

　● ここの結果では$p = 0.743$なので，"球形性は仮定できない，とはいえな
　　い"と判断し，②へ．

───────────────

5）SPSSでは"球<u>面</u>性"の検定と記されているが，本書では"球<u>形</u>性"としている．"球面
　性"でも間違いではない．

① 球形性の検定
このpが0.05以上なら②へ
p＜0.05なら③へ

Mauchly の球面性検定^a

測定変数名: MEASURE_1

被験者内効果	Mauchly の W	近似カイ2乗	自由度	有意確率	Greenhouse-Geisser	Huynh-Feldt	下限
					ε^b		
握力	.979	.595	2	.743	.979	1.000	.500

正規直交した変換従属変数の誤差共分散行列が単位行列に比例するという帰無仮説を検定します。

a. 計画: 切片
　　被験者計画内: 握力

b. 有意性の平均検定の自由度調整に使用できる可能性があります。修正した検定は、被験者内効果の検定テーブルに表示されます。

② ここがp＜0.05なら
有意差あり

被験者内効果の検定

測定変数名: MEASURE_1

ソース		タイプIII 平方和	自由度	平均平方	F 値	有意確率
握力	球面性の仮定	68.467	2	34.233	14.437	.000
	Greenhouse-Geisser	68.467	1.959	34.953	14.437	.000
	Huynh-Feldt	68.467	2.000	34.233	14.437	.000
	下限	68.467	1.000	68.467	14.437	.001
誤差 (握力)	球面性の仮定	137.533	58	2.371		
	Greenhouse-Geisser	137.533	56.805	2.421		
	Huynh-Feldt	137.533	58.000	2.371		
	下限	137.533	29.000	4.743		

③ ここがp＜0.05なら有意差あり
Greenhouse-Geisser で判断することを推奨

図 9-7　反復測定分散分析の結果①

● ②は通常の反復測定分散分析の結果である．反復測定分散分析の検定の結果がpが0.05以上なら"要因全体に差は認められない"として，解析を終了する．p＜0.05なら"要因全体に差が認められる"として図9-8へ．

　● ②の結果はp≒0.000なので"握力初回から2か月後にかけてp＜0.05またはp＜0.01で有意な差がある"と判断する．

● p＜0.05もp＜0.01も成り立つときは，p＜0.01を記載する．

　● ③は球形性が仮定できなかったときに，3つの修正法で修正した結果である．推奨されるのは，グリーンハウス・カイザーのε修正による反復測定分散分析の結果である．この結果がpが0.05以上なら，"要因全体

に差は認められない"として，解析終了．$p<0.05$ なら図 9-8 へ．

- ● 同時にホイン・フェルト **Huynh-Feldt** の ε 修正，ε の理論的な下限値
  も出力される．現状では，どの方法が適切かは断言できない．
- ● グリーンハウス・カイザーの ε 修正が最も使用されているというだけで
  ある．
- ● ε の理論的な下限値は判定が厳しく，有意な差が出にくいといわれる．

ボンフェロー▶
ニ法の結果の
解釈

- ● 図 9-8 は，対応のある t 検定のボンフェローニ法による補正の結果である．
- ● SPSS の反復測定分散分析において，ボンフェローニ法による対応のあ
  る t 検定の補正は自動で行ってくれる．
- ● 初回（1）と 2 か月後（3）は，$p<0.01$（$p\fallingdotseq0.000$）で有意な差があった．
  1 か月後（2）と 2 か月後（3）には $p<0.05$（$p=0.015$）で有意な差があっ
  た．

- ● ボンフェローニ法による対応のある t 検定の補正の代わりに，シェイファー
  法による対応のある t 検定の補正もある．シェイファー法については，後
  述する ［→ §9.2 の ⑥］．

ペアごとの比較

測定変数名： MEASURE_1

(I) 握力	(J) 握力	平均値の差 (I-J)	標準誤差	有意確率[b]	95% 平均差信頼区間[b] 下限	上限
1	2	-.967	.382	.051	-1.937	.004
	3	-2.133[*]	.425	.000	-3.214	-1.052
2	1	.967	.382	.051	-.004	1.937
	3	-1.167[*]	.384	.015	-2.142	-.191
3	1	2.133[*]	.425	.000	1.052	3.214
	2	1.167[*]	.384	.015	.191	2.142

推定周辺平均に基づいた

*. 平均値の差は .05 水準で有意です．

b. 多重比較の調整: Bonferroni.

図 9-8 反復測定分散分析の結果②

④ フリードマン Friedman の検定

データが正規分布に従わないなら，フリードマンの検定を適用する[6]．ここでは，[**9章　1要因の反復測定分散分析**]のワークシートのデータが正規分布しなかったとして[7] フリードマンの検定を適用する．

SPSS による▶
フリードマン
検定

● メニューから図9-9を参照して①[分析]→②[ノンパラメトリック検定]→③[対応サンプル]のように選ぶ．

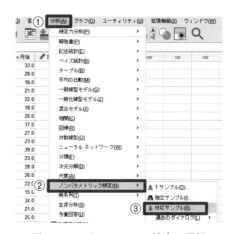

図9-9　フリードマンの検定の選択

● 図9-10のダイアログボックスで，①[フィールド]タブを選択してクリック．

● 差を検定したい変数（ここでは握力初回，握力1か月後，握力2か月後）をクリックして，②[矢印ボタン]で[検定フィールド]ボックスに移動．

● ③[実行]ボタンをクリック．

6） この手順が適切ではあるとは考えられないが，慣習的に行われている．
7） 実際に，握力初回はシャピロ・ウイルクの検定で正規分布しない（$p<0.05$）と判断した．

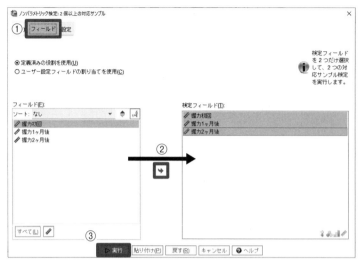

図 9-10　ダイアログボックスの設定

フリードマン▶
の検定の結果
の解釈

結果は以下の通り.

● 図 9-11 の囲み部分を見る.ここが $p < 0.05$ なら,"握力初回〜2 か月後には有意な差がある"となる.p が 0.05 以上なら有意差はないということで解析終了である.

　● この例の結果は $p \fallingdotseq 0.000$ なので,"$p < 0.01$ で有意な差がある"となる.

● 図 9-11 の②のところでは,ダンの検定で得られた p をボンフェローニ法で補正した結果が出力されるが,この判断方法は一般的ではない[8].

---

8) Dunn の検定は学術分野によっては用いられることもあろうが,少なくとも対応のある Dunn 検定は存在しないため,この結果の信ぴょう性については保証できない.https://www.ibm.com/support/pages/node/429153 も参照(2020 年 8 月).

**対応サンプルによる Friedman の順位
付けによる変数の双方向分析の要約**

合計数	30
検定統計量	17.036
自由度	2
漸近有意確率 (両側検定)	.000

①

ペアごとの比較

②

Sample 1-Sample 2	検定統計量	標準誤差	標準化検定統計量	有意確率	調整済み有意確率[a]
握力初回-握力1ヶ月後	-.433	.258	-1.678	.093	.280
握力初回-握力2ヶ月後	-1.017	.258	-3.938	.000	.000
握力1ヶ月後-握力2ヶ月後	-.583	.258	-2.259	.024	.072

各行は、サンプル 1 とサンプル 2 の分布が同じであるという帰無仮説を検定します。
漸近的な有意確率 (両側検定) が表示されます。有意水準は .050 です。

a. Bonferroni 訂正により、複数のテストに対して、有意確率の値が調整されました。

それぞれの群の組み合わせで p 値が出力される
$p<0.05$ の組み合わせは有意な差がある
→しかし，Dunn の検定は一般的ではないので，後に述べる Wilcoxon
検定をボンフェローニ法で補正した方が適切である．

図9-11 フリードマン検定とダンの検定による多重比較法の結果

---

⑤ フリードマンの検定が有意であった後の多重比較法

● フリードマンの検定で有意な差が見られたときに，後に行う多重比較法と
して，ボンフェローニ法で補正したウィルコクソンの検定を行う[9]．

　● ボンフェローニ法については，§7.5 の②(1)（p.158）でも述べた．

**SPSS による▶
ウィルコクソ
ンの検定**

● 図9-12 のように①［分析］→②［ノンパラメトリック検定］→③［過去
のダイアログ］→④［2 個の対応サンプルの検定］を選ぶ．

---

9) フリードマンの検定の後に，多重比較法を行う手順が適切であるかどうかは，明言できない．

● 図9-13のダイアログボックスで、比較したい変数を1つずつ①クリック
し、②の［矢印］ボタンで、［テストペア］のボックスに移動する。その
後、③［OK］ボタンをクリック。

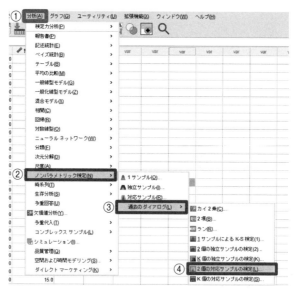

図9-12　ウィルコクソンの検定の選択

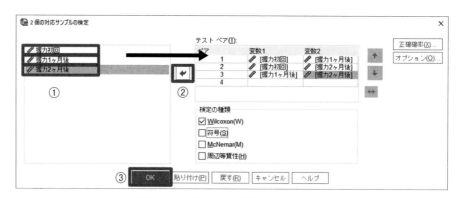

図9-13　ダイアログボックスの設定

ウィルコクソン▶
の検定結果の
解釈

結果は以下の通り.

- 図 9-14 の結果を見る[10]. 握力初回と握力 1 か月後が $p = 0.020$, 握力初回 と握力 2 か月後が $p \fallingdotseq 0.000$, 握力 1 か月後と握力 2 か月後が $p = 0.008$ と 出力されている.
  - この時点ですべての組み合わせに, 有意な差がある. しかし, ここで解 析を終了したら多重比較の問題となり, 解析の誤りである.
  - SPSS を用いると, 握力初回と握力 2 か月後の結果が $p = 0.000$ と出力さ れる. その際には, SPSS の結果表をダブルクリックし, 更に".000" のところをダブルクリックすると, 小数 3 位以下の数値が出力される. ここでは, $p = 0.000234$ となる (図 9-15).
  - それでも 0 であるときは, 更に小さい数値であることを意味する. 絶対 に"0"にはならない.

ウィルコクソ▶
ンの検定をボ
ンフェローニ
法で補正

- ボンフェローニ法で p 値を補正する. 検定数は 3 回なので, $3 \times (3-1)/2 = 3$ となる.

検定統計量^a

	握力1ヶ月後 - 握力初回	握力2ヶ月後 - 握力初回	握力2ヶ月後 - 握力1ヶ月後
Z	-2.324^b	-3.680^b	-2.642^b
漸近有意確率 (両側)	.020	.000	.008
正確な有意確率 (両側)	.020	.000	.008
正確な有意確率 (片側)	.010	.000	.004
点有意確率	.002	.000	.001

a. Wilcoxon の符号付き順位検定

b. 負の順位に基づく

図 9-14　ウィルコクソンの検定の結果

---

10)　確率 p は何種類か出力されるが, どれを見ても間違いではない. ここでは一般的な"漸近有 意確率 (両側)"を参照している

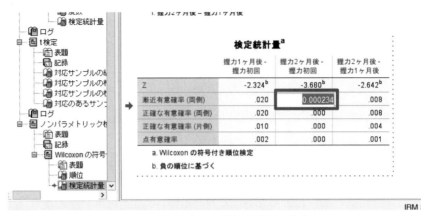

図 9-15　$p=0.000$ の詳細を見たいとき

- 握力初回と握力 1 か月後が $p = 0.020 \times 3 = 0.060$，握力初回と握力 2 か月後が $p = 0.000234 \times 3 = 0.000702$，握力 1 か月後と握力 2 か月後が $p = 0.008 \times 3 = 0.024$ となる.

- 握力初回と握力 1 か月後は有意差なし，握力初回と握力 2 か月後は $p < 0.01$ で有意差あり，握力 1 か月後と握力 2 か月後が $p < 0.05$ で有意差あり，となる.

⑥ シェイファー法による多重比較法

CHECK !

★シェイファー法については，1 元配置分散分析や 2 元配置以上の分散分析の後に行う多重比較法として，強く推奨できないので詳細には説明してこなかった．本章からの反復測定分散分析では，推奨されるため，詳細に述べる．

- もし，反復測定分散分析で有意な差がみられたときは，水準間の差を対応のある t 検定で行って，得られた p 値をシェイファー法で補正してもよい．

- フリードマンの検定を行って有意差があったときは，水準間の差の検定をウィルコクソンの検定で行って，得られた p 値をシェイファー法で補正してもよい．
  - 上述したボンフェローニ法でも間違いではないが，シェイファー法の方が有意な差は出やすいという特徴がある．

- シェイファー法は SPSS で計算できない.
  - 計算のために http://peasonal.hs.hirosaki-u.ac.jp/~pteiki/data/shaffer.xls から Excel ファイルをダウンロードする.

- シェイファー法は,対応のある t 検定またはウィルコクソンの検定を行って得られた p 値を Excel ファイルに従って補正する.
  - 上でも述べたが,握力の例題で SPSS を用いてウィルコクソンの検定を行うと,握力初回と握力 1 か月後が $p = 0.020$,握力初回と握力 2 か月後が $p = 0.000234$,握力 1 か月後と握力 2 か月後が $p = 0.008$ と出力される.

ウィルコクソ▶
ンの検定をシ
ェイファー法
で補正

- 図 9–16 にならって,上記からダウンロードした Excel ファイルに検定で得られた p 値の小さい順に上から入力する.表の右側に補正された p 値と判定が出力される.
  - ここでは,握力初回と握力 1 か月後が $p < 0.05$ ($p = 0.020$),握力初回と握力 2 か月後が $p < 0.01$ ($p = 0.000702$),握力 1 か月後と握力 2 か月後が $p < 0.01$ ($p = 0.008$) と出力されている.

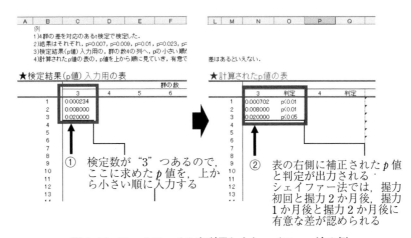

図 9–16 Excel ファイルを利用したシェイファー法の例

§9.3 補足解説

① 球形性の検定

● 反復測定分散分析では，球形性の検定という用語が出てきた.

★千野直仁：反復測定デザイン概説―その1. 愛知学院大学文学部紀要23：223-235, 1993.

　　● 分散分析の理論は各水準が独立であることを前提とするが，反復測定のケースでは相関をもつ（独立ではない）ことがほとんどである.

　　● 球形性の検定は，水準どうしが独立と見なせるかどうかを検定する.

　　● 現実に千野★ は，球形性の仮定が保証できないときのシミュレーションを行って，有意水準の引き上げ（有意差が出にくくなる）を確認している.

● 上述した反復測定分散分析における結果の解釈では，モークリーの球形性の検定結果が有意であったとき（球形性を仮定できないとき）には，グリーンハウス・カイザーの ε 修正の結果をみた.

★千野直仁：教育や心理の分野におけるANOVA, MANOVA, GMANOVA 適用上の問題点 愛知学院大学文学部紀要25, 71-96, 1995.

　　● この球形性の検定については様々な意見が述べられており，確定した知見は得られていない★.

　　● 実際には，これらのうち，どれを用いたら最もよいかという結論には至っておらず，慣習的によく使われているグリーンハウス・カイザーの ε 修正の結果を推奨したに過ぎない.

● 3段階 G–G 法という手順も推奨されている. 3段階 G–G 法とは，

①通常の反復測定による分散分析を行う

　　→主効果が有意なときは②へ

　　→主効果が有意でないときは"差があるとはいえない"として終了

②保守的な ε 修正による検定（ε の理論的な下限値）を行う

　　→主効果が有意なときは"有意な差がある"として終了

→主効果が有意でないときには，③へ

③ ε 修正による検定を行う
→グリーンハウス・カイザーの ε 修正が適する．標本の大きさが小さいときには，ホイン・フェルトの ε 修正を行う．

② 多重比較法について

● いままで述べた1元配置分散分析，2元配置以上の分散分析で有意な差が見られた（主効果が有意であった）後に，テューキー法，ゲームス・ハウェル法，スティール・ドゥワス法などを多重比較法として使用するように紹介してきた．

● しかし，反復測定分散分析では，これらの手法を使っていない．

● なぜならテューキー法，ゲームス・ハウェル法，スティール・ドゥワス法などは，反復測定の（対応のある）要因には対応していないことが挙げられる．
　　● ただし，未だ反復測定要因に対しても，テューキー法，ゲームス・ハウェル法，スティール・ドゥワス法が適用されている事実がある．

● 仮に，反復測定の要因に対して，テューキー法，ゲームス・ハウェル法，スティール・ドゥワス法を用いた場合，有意な差が出にくくなる問題が起こる．
　　● 乱暴であるが，反復測定の要因に対してテューキー法，ゲームス・ハウェル法，スティール・ドゥワス法を用いた場合に有意な差があれば，積極的に支持できると考えることもできる．しかし，この解釈は統計的検定の理論に反することになる．

- ゆえに，対応のある2つの差の検定（対応のあるt検定や，ウィルコクソンの検定）を行ってから，p値を補正するボンフェローニ法やシェイファー法を説明した．

- 反復測定分散分析で有意な差が見られた後の多重比較法としては，可能な限り，対応のある2つの差の検定，つまり対応のあるt検定や，ウィルコクソンの検定を行ってから，p値を修正するボンフェローニ法やシェイファー法を用いるべきである．

第9章のまとめ

本章では，1要因の反復測定分散分析と，それに関連した検定手法を解説した．

- ☐ 1要因の反復測定分散分析とは何か？
- ☐ フリードマンの検定との使い分けは？
- ☐ 多重比較法で注意すべき点は？

これらはもちろん，数式や理論を知る必要はない．どういったデータに対して使うか，という適用を知るだけで十分である．

2 要因以上の
反復測定分散分析

・2 要因以上の反復測定分散分析の意味を知る
・2 要因以上の反復測定分散分析の手順を知る
・多重比較法の手順を知る

§10.1　2 要因以上の反復測定分散分析とは

　反復測定の（対応のある）要因により成り立つ分散分析を反復測定分散分析
と呼ぶが，本章では反復測定の要因を 2 つ以上もつ分散分析を，**2 要因以上の
反復測定分散分析**と呼ぶ[1].

　1 要因の反復測定分散分析 ［→第 9 章］は，1 つの群を対象として，3 変数
以上の平均の差を検定する手法であった（例として**表 6-1c**（**図 6-3**）のよう
な形式のデータ）.

　2 要因以上の反復測定分散分析の例としては，**表 6-1d**（**図 6-4**）のような
データがある．これは A さん～G さんの 7 人に対して，歩行速度を ｜サンダ
ルを履いたとき，運動靴を履いたとき｜ という 2 水準の "履きものの種類の要

1）　要因がいくつあっても，反復測定分散分析と呼ぶことが多い.

因”と，履きものが ｛重い，軽い｝ という2水準の“重さの要因”の2要因で反復測定したデータである．7人の対象者が，すべての条件に参加している．“履きものの種類の要因”と“重さの要因”の2要因なので，2要因の反復測定分散分析となる．注意したいのは，要因が2つ以上のときは，1つの要因の水準数が2つあればよい点である．たとえば，表6-1d（図6-4）の例であれば，2要因ともに2水準しか存在しない[2]．

　本章では，この2要因の反復測定分散分析を例として説明する．

　2要因以上の反復測定分散分析の適用条件も，

● 　平均を扱う検定なので，データは正規分布に従わなければならない

● 　変数（水準）間の球形性の仮定が必要である

という点で1要因の反復測定分散分析と異ならない．

● 　2要因以上の反復測定分散分析とは，2要因以上の反復測定要因について平均の差を検定する手法である

● 　平均を扱う検定なので，データは正規分布に従わなければならない

● 　球形性の仮定を前提とする

2）　これは，第8章で述べた2元配置以上の分散分析においても同様である．

§10.2 2要因の反復測定分散分析の手順

2要因の反復測定分散分析の手順は，**図10-1**のフローチャートに従う．対応するノンパラメトリック検定が存在しないので，比較的簡単である．基本的には，1要因の反復測定分散分析と同様の手順となる．

● 多重比較法は，分散分析の結果で有意差がみられたときに，変数（水準）間の差を検定するために行う手法である．

● 反復測定要因の水準間を比較する際の多重比較法は存在しない．したがって，2つの平均差を検定するための対応のある t 検定で得られた p 値を，ボンフェローニ法またはシェイファー法［→§7.5の②(1)（p.158）］によって補正することで，多重比較法の代わりとする．

　● 対応するノンパラメトリック検定は存在しないので，通常はウィルコクソンの検定で得られた p 値を補正することは行わない．

以降では**図10-1**の手順について解説する．例題は，2要因の反復測定分散分析（2要因以上ではない）である．ただし，2要因以上の反復測定分散分析でも，同様の手順で行える．

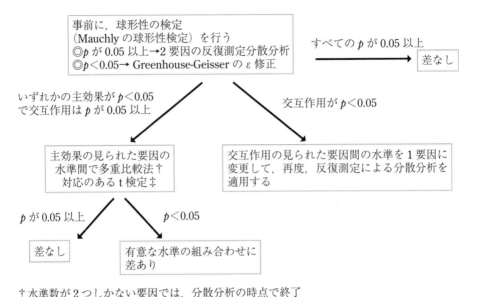

図 10-1　2 要因以上の反復測定分散分析の解析手順

① SPSS による 2 要因の反復測定分散分析

　例題のデータは，Excel のファイル形式で，http://peasonal.hs.hirosaki-u. ac.jp/~pteiki/research/stat3/sampledata.xlsx　からダウンロードする[3]．

　Excel ファイルで［**10 章　2 要因の反復測定分散分析**］のワークシートである．30 人の健常者を対象として，トレーニングを開始した初回時の右手握力，初回時の左手握力，1 か月後の右手握力，1 か月後の左手握力，2 か月後の右手握力，2 か月後の左手握力の差を検定する．｛右手，左手｝という測定側の要因と｛初回，1 か月後，2 か月後｝という測定時期の要因の 2 要因があ

---

3) Excel 97-2003 形式（拡張子 xls）のファイルは http://peasonal.hs.hirosaki-u.ac.jp/~pteiki/ research/stat3/sampledata.xls からダウンロード．また，SPSS 形式のファイルは http:// peasonal.hs.hirosaki-u.ac.jp/~pteiki/research/stat3/sampledata_SPSS.zip からダウンロード 可．

る．図 10-1 の手順に従って進める．SPSS でデータを読み込むと，図 10-2 のようになる．

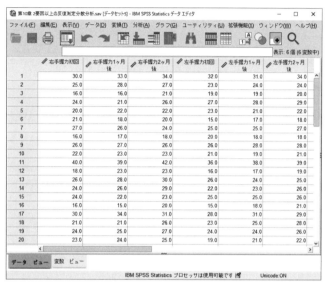

図 10-2 SPSS による 2 要因の反復測定分散分析データの読み込み

---

② 各水準は間隔尺度・比率尺度のデータで正規分布に従うか？

● 差を見ようとするデータの尺度を確認する ［→§1.4（p.9）］．データは "握力" である．これは，"kg" で測られたデータであり，比率尺度と判断する．

　　● もしデータが名義尺度であれば，χ^2 検定★ を適用させなければならない．

★ 対馬栄輝：
『SPSS で学ぶ
医療系データ解
析 第 2 版』.
東京図書，
2016.

● データが正規分布に従うか否かを判断するためのシャピロ・ウイルクの検定は，§7.2 の①（p.130）に従って行う．しかし，正規分布しない結果が出ても，反復測定分散分析に代わる手法は存在しない．

- 解析の結果は，図10-3のようになる．"右手握力初回"と"左手握力1か月後"，"左手握力2か月後"が$p<0.05$で，正規分布に従わない．それ以外は，正規分布に従うと判断する．

シャピロ・ウ▶
イルクの検定
をベンジャミ
ンとホックベ
ルグ法で補正

  - ベンジャミンとホックベルグ法［→§7.5の①（p.154）］を用いてみよう．
  - 結果で出力されたpの大きい順に並べて，これにベンジャミンとホックベルグ法を適用する手順を説明する[4]．
  - まず，表10-1のように上から順に検定結果のpの大きい順に並べる．
  - 検定の数$m=6$であるから，pの大きい順から6/6，6/5，6/4，…，と順にかけていきq値を求める．
  - q値が上から順に小さくなっていくかを確認する．順に小さくなっていくようであれば，そのまま FDR のp値として，判定する．通常の検定と同様に$p<0.05$で有意となる．もし，q値が途中で大きくなるようであれば，1つ上のq値を代入して FDR のp値とする．

- 結局，右手握力初回と左手握力2か月後は$p<0.05$（補正後$p=0.039$）なので，厳密にいえば反復測定分散分析の適用ではない．
  - この対策法については，§10.3で述べる．

- しかし，ここではすべての変数が正規分布に従うと仮定して進める．

4）ホルムの修正やシュイファーの修正を行うときもある．

正規性の検定

	Kolmogorov-Smirnov の正規性の検定 (探索的)[a]			Shapiro-Wilk		
	統計量	自由度	有意確率	統計量	自由度	有意確率
右手握力初回	.173	30	.022	.908	30	.013
右手握力1ヶ月後	.130	30	.200[*]	.939	30	.085
右手握力2ヶ月後	.123	30	.200[*]	.946	30	.136
左手握力初回	.101	30	.200[*]	.956	30	.250
左手握力1ヶ月後	.173	30	.023	.926	30	.038
左手握力2ヶ月後	.131	30	.199	.899	30	.008

*. これが真の有意水準の下限です.

a. Lilliefors 有意確率の修正

図 10-3　6 変数のシャピロ・ウイルクの検定の結果

表 10-1　ベンジャミンとホックベルグ法による補正

	シャピロ・ウイルク検定 による結果 p	乗数			q	FDR の p 値
左手握力初回	0.2500	×	6/6	=	0.2500	0.2500
右手握力 2 か月後	0.1360	×	6/5	=	0.1632	0.1632
右手握力 1 か月後	0.0850	×	6/4	=	0.1275	0.1275
左手握力 1 か月後	0.0380	×	6/3	=	0.0760	0.0760
右手握力初回	0.0130	×	6/2	=	0.0390	0.0390
左手握力 2 か月後	0.0080	×	6/1	=	0.0480	0.0390 †

† 計算された q 値が，1 つ上の q 値より大きくなるときは，1 つ上の q 値を代入して FDR の p 値とする

③ 球形性の検定と，それ以下の検定

SPSS による▶
2 要因の反復
測定分散分析
の手順

● SPSS では，1 要因の反復測定分散分析同様に，球形性の検定，反復測定分散分析，グリーンハウス・カイザーの ε 修正，多重比較法は同時に出力される.

● メニューから図 10-4 を参照して① ［分析］→② ［一般線型モデル］→③ ［反復測定］のように選ぶ[5].

---

5) この手法を使用するためには，SPSS オプションの Advanced Statistics が必要である.

- 図10-5のダイアログボックスで，①［被験者内因子名］を"測定側"と入れる[6]．②［水準数］は，┤右手，左手┤の2水準なので"2"と入力する.

- ③［追加］ボタンをクリックすると，右のボックスに［測定側(2)］と表示される.

- もう1つの要因があるので追加する．④［被験者内因子名］を"時期"と入れ，⑤［水準数］は，┤初回，1か月後，2か月後┤の3水準なので"3"と入力する.

- ⑥［追加］ボタンをクリックすると，右のボックスに［時期(3)］と表示される.
  - もし，3要因，4要因とあるなら，同様の作業を繰り返す.

- ⑦［定義］ボタンをクリック.

- 新たに出てくる［反復測定］のダイアログボックス（図10-6）で，差を見たい変数（ここでは6つすべての変数）を選び，①の矢印ボタンで［被験者内変数］ボックスに移動する.

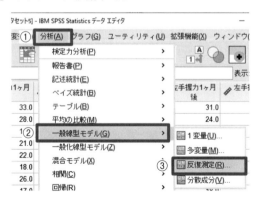

図10-4　メニューから反復測定分散分析を選ぶ

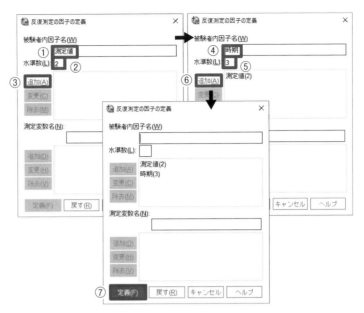

図 10–5　ダイアログボックスの設定

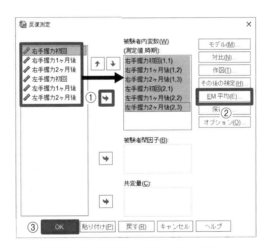

図 10–6　ダイアログボックスの設定

6）　これは単なる表示名の編集なので，計算には影響しない．必ず入力する必要はない．

- ［被験者内変数］ボックスに変数を入れた際に，変数名の後ろに付記される $(1, 1)$ とか $(1, 2)$ などの表記は，測定側または時期における水準の番号である．$(1, 1)$ は「測定側の水準1かつ時期の水準1」という意味である．

- ここで表記される，水準1とか水準2は番号を割り当てているだけなので，測定側水準1または水準2に，右手，左手のどちらが入っても，区別さえできればよい．

- その後，②［オプション］ボタンをクリックする．

- ［反復測定：オプション］のダイアログボックス（図10-7）で，①［因子と交互作用］ボックスから，［測定側］と［時期］を選び，②矢印ボタンで［平均値の表示］ボックスに③移動する．④［主効果の比較］にチェックを入れる．

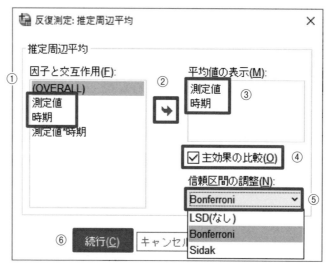

図10-7 ［反復測定：オプション］ダイアログボックスの設定

- ⑤のボタンをクリックして［Bonferroni］を選択し，⑥［続行］ボタンをクリックする．

- 図10-6に戻り，③［OK］をクリック．

2要因の反復▶
測定分散分析
の結果の解釈

結果は以下の通り．

- 図10-8と図10-9の①〜⑦の手順で結果を読む．まず，図10-8の①球形性の検定（モークリーの球形性検定[7]）の結果を見る．ここがpが0.05以上なら図10-9の②，④，⑥へ．$p < 0.05$なら図10-9の③，⑤，⑦へ．
  - ①の結果では，［測定側］のpは" ． "と何も出力されていない．この理由は，測定側が ¦右手，左手¦ の2水準だからである．<u>要因が2水準しかないときは，球形性の仮定は不要であり，検定も行われない</u>．このケースでは，迷わず②［球面性の仮定］へ進む．
  - ［時期］は，$p = 0.137$なので，"球形性は仮定できない，とはいえない"と判断し，④へ．
  - ［測定側×時期］は$p = 0.097$なので，"球形性は仮定できない，とはいえない"と判断し，これも⑥へ．

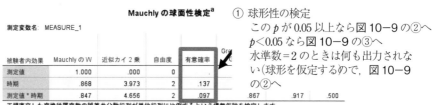

Mauchly の球面性検定[a]

① 球形性の検定
このpが0.05以上なら図10-9の②へ
$p < 0.05$なら図10-9の③へ
水準数＝2のときは何も出力されない（球形を仮定するので，図10-9の②へ

測定変数名：MEASURE_1

被験者内効果	Mauchly の W	近似カイ2乗	自由度	有意確率	Gra		
測定値	1.000	.000	0	．			
時期	.868	3.973	2	.137			
測定値 * 時期	.847	4.656	2	.097	.867	.917	.500

正規直交した変換従属変数の誤差共分散行列が単位行列に比例するという帰無仮説を検定します．

a. 計画：切片
被験者内計画：測定値 ＋ 時期 ＋ 測定値 * 時期

b. 有意性の平均検定の自由度調整に使用できる可能性があります．修正した検定は，被験者内効果の検定テーブルに表示されます．

図10-8　反復測定分散分析の結果①

7）　SPSSでは"球面性"の検定と記されているが，本書では"球形性"としている．"球面性"でも間違いではない．

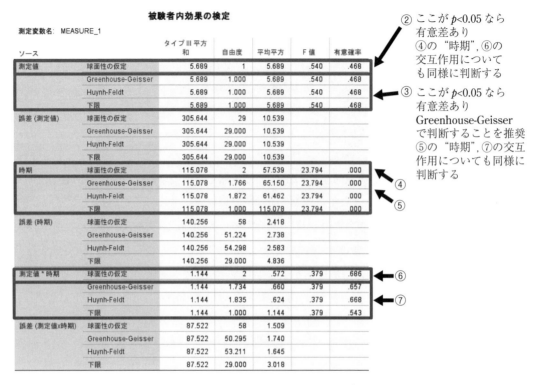

被験者内効果の検定

測定変数名: MEASURE_1

ソース		タイプⅢ 平方和	自由度	平均平方	F 値	有意確率
測定値	球面性の仮定	5.689	1	5.689	.540	.468
	Greenhouse-Geisser	5.689	1.000	5.689	.540	.468
	Huynh-Feldt	5.689	1.000	5.689	.540	.468
	下限	5.689	1.000	5.689	.540	.468
誤差 (測定値)	球面性の仮定	305.644	29	10.539		
	Greenhouse-Geisser	305.644	29.000	10.539		
	Huynh-Feldt	305.644	29.000	10.539		
	下限	305.644	29.000	10.539		
時期	球面性の仮定	115.078	2	57.539	23.794	.000
	Greenhouse-Geisser	115.078	1.766	65.150	23.794	.000
	Huynh-Feldt	115.078	1.872	61.462	23.794	.000
	下限	115.078	1.000	115.078	23.794	.000
誤差 (時期)	球面性の仮定	140.256	58	2.418		
	Greenhouse-Geisser	140.256	51.224	2.738		
	Huynh-Feldt	140.256	54.298	2.583		
	下限	140.256	29.000	4.836		
測定値 * 時期	球面性の仮定	1.144	2	.572	.379	.686
	Greenhouse-Geisser	1.144	1.734	.660	.379	.657
	Huynh-Feldt	1.144	1.835	.624	.379	.668
	下限	1.144	1.000	1.144	.379	.543
誤差 (測定値x時期)	球面性の仮定	87.522	58	1.509		
	Greenhouse-Geisser	87.522	50.295	1.740		
	Huynh-Feldt	87.522	53.211	1.645		
	下限	87.522	29.000	3.018		

② ここが $p<0.05$ なら有意差あり ④の"時期", ⑥の交互作用についても同様に判断する

③ ここが $p<0.05$ なら有意差あり Greenhouse-Geisser で判断することを推奨 ⑤の"時期", ⑦の交互作用についても同様に判断する

④
⑤

⑥
⑦

図 10-9　反復測定分散分析の結果②

- 図 10-9 の②, ④, ⑥は通常の反復測定分散分析の結果である. これら各々の結果を個別に判断する. pが0.05 以上なら"要因に有意な差は認められない"として, 解析を終了する. $p<0.05$ なら"要因に有意な差が認められる"として図 10-10 ①（［測定側］の結果）, ②（［時期］の結果）を見る. しかし,〔測定側〕は 2 水準なので, 図 10-9 ②と図 10-10 ①は同じ値となる. 2 水準のときは, 図 10-10 ①を見る必要はない.〔→§7.3 (p.137)〕

  - ②［測定側］の結果では $p=0.468$ なので"測定側に有意な差はない"と判断して終了.

  - ④［時期］では $p≒0.000$ なので, "時期には有意な差がある"と判断して, 図 10-10 ②へ.

ペアごとの比較

① 測定変数名: MEASURE_1

(I) 測定値	(J) 測定値	平均値の差 (I-J)	標準誤差	有意確率[a]	95% 平均差信頼区間[a] 下限	95% 平均差信頼区間[a] 上限
1	2	.356	.484	.468	-.634	1.345
2	1	-.356	.484	.468	-1.345	.634

推定周辺平均に基づいた

a. 多重比較の調整: Bonferroni。

ペアごとの比較

② 測定変数名: MEASURE_1

(I) 時期	(J) 時期	平均値の差 (I-J)	標準誤差	有意確率[b]	95% 平均差信頼区間[b] 下限	95% 平均差信頼区間[b] 上限
1	2	-.817[*]	.242	.006	-1.430	-.203
	3	-1.950[*]	.329	.000	-2.786	-1.114
2	1	.817[*]	.242	.006	.203	1.430
	3	-1.133[*]	.274	.001	-1.830	-.436
3	1	1.950[*]	.329	.000	1.114	2.786
	2	1.133[*]	.274	.001	.436	1.830

推定周辺平均に基づいた

*. 平均値の差は .05 水準で有意です。

b. 多重比較の調整: Bonferroni。

図 10-10　反復測定分散分析の結果③

- ⑥ [測定値×時期] では $p = 0.686$ で "測定側と時期の交互作用が有意ではない" と判断する. ゆえに, 時期に対する水準の差の結果 (図 10-10②) を解釈できる.

- もし, ⑥が $p < 0.05$ であったときは, 図 10-10 を解釈することはできない. 後に行う多重比較法として, §10.2 の⑤を参照する.

- 図 10-9 の③, ⑤, ⑦は球形性が仮定できなかったときに, 3 つの修正法で修正した結果である. 推奨されるのは, グリーンハウス・カイザーの ε 修正による反復測定分散分析の結果である. この結果が p が0.05 以上な

ら，"要因全体に差は認められない"として，解析終了．$p < 0.05$なら
図10-10へ．

- 仮に図10-9のグリーンハウス・カイザーの ε 修正による反復測定分散分析の結果を解釈するとすれば，
  - ③［測定側］の結果では $p = 0.468$ なので"測定側に有意な差はない"と判断して終了．
  - ⑤［時期］では $p \fallingdotseq 0.000$ なので，"時期には有意な差がある"と判断して，図10-10②へ．
  - ⑦［測定値×時期］では $p = 0.657$ で"測定側と時期の交互作用が有意でない"と判断する．ゆえに，時期に対する水準の差の結果（図10-10②）をそのまま解釈できる．
  - もし，⑦が $p < 0.05$ であったときは，図10-10を解釈することはできない．後に行う多重比較法として，§10.2の⑤を参照する．

④ 交互作用が有意ではなかったときの多重比較法

ボンフェローニ法の結果の解釈 ▶
- 図10-10は，ボンフェローニ法による対応のある t 検定の補正の結果である．
  - 図10-10①は，測定側の水準間の比較である．図10-9で"測定側に有意な差はない"と判断したので，みなくてもよい．
  - 図10-10②は，初回（1）と1か月後（2）は，$p < 0.01$（$p = 0.006$）で，初回（1）と2か月後（3）は，$p < 0.01$（$p \fallingdotseq 0.000$）で有意な差があった．1か月後（2）と2か月後（3）には $p < 0.01$（$p = 0.001$）で有意な差があった．

- シェイファー法を行うなら，§9.2の⑥（p.206）を参照されたい．

⑤ 交互作用が有意であったときの多重比較法

　仮に，図10-9 ⑥，⑦が有意（$p < 0.05$）であったときは，各要因の水準ごとに多重比較法を行う．

● 図10-1 のフローチャートで［交互作用の見られた要因間の水準を1要因に変更して，再度，反復測定分散分析を適用する］という説明のところである．手順は面倒だが，難しくはない．

● 比較の方法は，§8.2 の④（p.172）で説明した2元配置以上の分散分析における交互作用が有意であったときの扱い方と全く同じ手順である．
　　たとえば，測定側の比較では，
● 初回時の右手握力と初回時の左手握力の差
● 1か月後の右手握力と1か月後の左手握力の差
● 2か月後の右手握力と2か月後の左手握力の差
　　を，対応のある t 検定で検定する．この場合，水準数が2つしかないために，対応のある t 検定でよい．
　　次に，測定側の要因の水準で分けて，
● 右手の初回時・1か月後・2か月後の握力の差
● 左手の初回時・1か月後・2か月後の握力の差
　の差を対応のある t 検定を行ってから，ボンフェローニ法［→ §7.5 の②
⑴（p.158）］またはシェイファー法［→ §9.2 の⑥（p.206）］で補正する．

① データが正規分布に従わない場合はどうする？

§10.2 でも述べ，また図 10-1 を見てもわかるが，2 要因以上の反復測定分散分析の解析においては，正規分布に従わないデータに適用するノンパラメトリック法を記載していない．

これにどう対策するかとしては，

- 1 つは §8.3 の ② （p.183）で述べた頑健性を考慮して，あえて正規分布は確認せず，分散分析を適用するという考えである．
  - 賛否両論あろうが，統計解析は，もともと白黒はっきりさせることはできないゆえに，決定的な正解または誤りを指摘できない．

- もう 1 つは，正規分布に従わないデータに対しては，ノンパラメトリックな手法を適用しなければ納得できないときである．
  - その場合には分散分析は行わず，各要因で水準間の差をウイルコクソンの検定で検定してから，_p_ 値をボンフェローニ法またはシェイファー法で補正する．
  - なお，交互作用の検定は不可能である．箱ひげ図の描画で主観的に判断するしかない．

② 球形性の検定についての予備知識

★千野直仁：反復測定デザイン概説 — その 2. 愛知学院大学文学部紀要 24：103-119，1994.

- 本章では，球形性の検定としてモークリーの球形性の検定を適用した．

- 実は，反復測定の要因が 2 つ以上あるときは，すべての要因で全体的に球形性が成り立っているかを調べる大局的球形性の仮定★ を確認しなければ

ならない.

- 大局的球形性が仮定できないとき，いずれかの要因は球形性を仮定できないということで，次に局所的球形性の仮定を調べる[8].
- 本章の例では，最初から局所的球形性の検定を行っている[9].
- SPSS で大局的球形性の検定を行うためには，プログラムの変更などの作業が必要である．理論的には確かに必要だが，実際にどれくらいの問題が起こるかは不明である.

- したがって，理論的には否定的意見もあろうが，統計解析のユーザー側の立場としての現状では，本章で説明した手順で行うのが限界であろうというのが正直な意見である.

- ゆえに有意確率だけに頼らず，信頼区間，効果量，またはグラフの描画によって傾向を確かめ，整合性を確認するのが妥当であろう.

第 10 章のまとめ

　本章では，2 要因以上の反復測定分散分析と，それに関連した多重比較法の手順を解説した．少なくとも，本書を読みながら，以下の解析ができるようにしておこう.

- ☐ 2 要因以上の反復測定分散分析とは何か？　その手順は？
- ☐ 多重比較法の手順はどうするか？
- ☐ ノンパラメトリックな手法は，どのようにして行うべきか？

8）本章で行った，各要因，交互作用の球形検定を，個々に行った例が局所的球形性の検定である.

9）面倒なことをいえば，非加算モデル non-additive model を仮定している.

分割プロットデザインによる分散分析

第11章

- ・分割プロットデザインによる分散分析の意味を知る
- ・分割プロットデザインによる分散分析の手順を知る
- ・多重比較法の手順を知る

§11.1 分割プロットデザインによる分散分析とは

　分割プロットデザインによる分散分析[1] **analysis of variance for split-plot factorial design** とは，対応のない要因[2] と，反復測定の（対応のある）要因の組み合わせにより成り立つ分散分析である．対応のない要因と反復測定の要因が混在すれば，いくつ要因が存在しても分割プロットデザインによる分散分析になる．

　例として，表6-2a（図6-5）のような形式のデータを参照する．Aさん～Gさんの7人のサンダルを履いた群と，Hさん～Nさんの7人の運動靴を履

---

1) この名称は，Kirk（1982）により提唱された用語である．
2) 1元配置分散分析や2元配置以上の分散分析で扱ってきたような要因のことである．反復測定の要因を"対応のある要因"と呼ぶので，それに合わせて，対応のない要因とした．

いた群（対応のない要因）に対し，履き物の重さを ｛重い，軽い｝ と条件を変えて（反復測定要因）歩行速度を測った例である．

　分割プロットデザインによる分散分析の適用条件は，

● 平均を扱う検定なので，データは正規分布に従わなければならない

● 反復測定要因に対しては，水準間の球形性の仮定が必要である

という制約条件がある．これらを満たせば適用可能である．分割プロットデザインによる分散分析も，選択フローチャートがある．

> ● 分割プロットデザインによる分散分析とは，対応のない要因と，反復測定要因（対応のある要因）の組み合わせにより成り立つ分散分析である
>
> ● 平均を扱う検定なので，データは正規分布に従わなければならない
>
> ● 反復測定要因に関しては，球形性の仮定を前提とする

分割プロットデザインによる分散分析の手順は，図11-1 のフローチャートに従う．よくみればわかるが，対応のない要因に対しては1元配置分散分析[3]や2元配置以上の分散分析と同じ手順で，反復測定の要因に対しては，反復測定分散分析と同じ手順となる．同時に2つの分散分析を進めるわけである．解析を進めるうえで，以下の注意点がある．

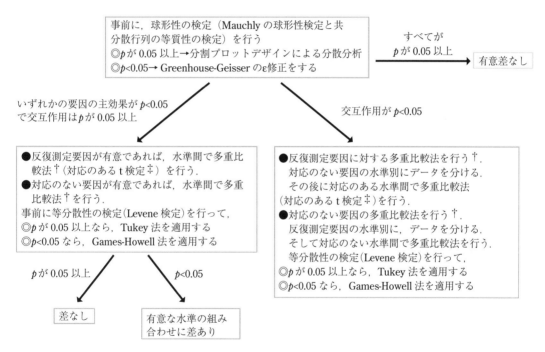

事前に，球形性の検定（Mauchly の球形性検定と共分散行列の等質性の検定）を行う
◎*p*が 0.05 以上→分割プロットデザインによる分散分析
◎*p*<0.05→ Greenhouse-Geisser のε修正をする

すべてが *p* が 0.05 以上　→　有意差なし

いずれかの要因の主効果が *p*<0.05 で交互作用は *p* が 0.05 以上

交互作用が *p*<0.05

● 反復測定要因が有意であれば，水準間で多重比較法†（対応のある t 検定‡）を行う．
● 対応のない要因が有意であれば，水準間で多重比較法†を行う．
事前に等分散性の検定（Levene 検定）を行って，
◎*p* が 0.05 以上なら，Tukey 法を適用する
◎*p*<0.05 なら，Games-Howell 法を適用する

p が 0.05 以上　→　差なし
p<0.05　→　有意な水準の組み合わせに差あり

● 反復測定要因に対する多重比較法を行う†．
　対応のない要因の水準別にデータを分ける．
　その後に対応のある水準間で多重比較法
　（対応のある t 検定‡）を行う．
● 対応のない要因の多重比較法を行う†．
　反復測定要因の水準別に，データを分ける．
　そして対応のない水準間で多重比較法を行う．
　等分散性の検定（Levene 検定）を行って，
◎*p* が 0.05 以上なら，Tukey 法を適用する
◎*p*<0.05 なら，Games-Howell 法を適用する

†水準数が2つしかないときは，分割プロットデザインによる分散分析の時点で結果が出るので不要
‡Bonfferoni 法または Shaffer 法を行う

図 11-1　分割プロットデザインによる分散分析の解析手順

3）　厳密にいえば，1元配置分散分析と異なって，ウェルチの検定による分散分析は省略されている．

- データが<u>正規分布に従わないとき，代わる手法は存在しない</u>.
  - §7.2（p.128）に従って，事前に正規分布に従うかを確認できないわけではないが，代わる手法がないために対応不可能である.

- 対応のない要因と反復測定要因のそれぞれで適用される多重比較法は異なる.
  - 対応のない要因の水準間を比較する際には，事前に等分散性の検定（レーベンの検定）を行い，等分散性を仮定できるときはテューキー法，等分散性を仮定できないときはゲームス・ハウェル法を適用する[4].
  - 対応のある要因に対しては，対応のある t 検定を行った後にボンフェローニ法かシェイファー法で補正する.

以降では図 11-1 の手順について解説する.

① SPSS による分割プロットデザインによる分散分析

例題のデータは，Excel のファイル形式で，http://peasonal.hs.hirosaki-u.ac.jp/~pteiki/research/stat3/sampledata.xlsx　からダウンロードする[5].

例題は，ダウンロードした Excel ファイルで［**11 章　分割プロットデザインによる分散分析**］のワークシートである.

このデータは 60 歳代，70 歳代，80 歳代の 3 つの年代ごと各 10 人の者を対象として，トレーニングを開始した初回時の握力，1 か月後の握力，2 か月後の握力を表したものである.

各年代で初回時の握力，1 か月後の握力，2 か月後の握力に差があるかを検

4） 等分散性を確認せずに，テューキー法に統一してもよいだろう.
5） Excel 97-2003 形式（拡張子 xls）のファイルは http://peasonal.hs.hirosaki-u.ac.jp/~pteiki/research/stat3/sampledata.xls からダウンロード．また，SPSS 形式のファイルは http://peasonal.hs.hirosaki-u.ac.jp/~pteiki/research/stat3/sampledata_SPSS.zip　からダウンロード可.

定する．つまり，年代｜60歳代，70歳代，80歳代｜といった対応のない要因と，測定時期｜初回，1か月後，2か月後｜といった反復測定要因が混在する．図 11-1 の手順に従って進める．SPSS でデータを読み込むと，図 11-2 のようになる[6]．

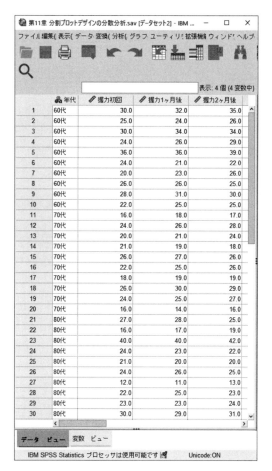

図 11-2　SPSS による分割プロットデザインの分散分析データの読み込み

6）　"年代"のような水準を表す名義尺度データに関して，SPSS では文字型｜60歳代，70歳代，80歳代｜で入力しても，第 7 章や第 8 章，第 12 章の例題のように数値型｜0，1，2｜で入力しても検定が可能である．しかし，できるだけ数値型で入力した方が適切である．

② 各水準は間隔尺度・比率尺度のデータで正規分布に従うか？

● 差を見ようとするデータの尺度を確認する［→§1.4（p.9）］．データは "握力" である．これは，"kg" で測られたデータであり，比率尺度と判断する．

　　● もしデータが名義尺度であれば，χ^2 検定★ を適用させなければならない．

★ 対馬栄輝：
『SPSS で学ぶ
医療系データ解
析』．東京図書,
2007.

● データが正規分布に従うか否かを判断するためのシャピロ・ウイルクの検定を行うなら，§7.2（p.128）に従って行う．しかし，正規分布しない結果が出ても，分割プロットデザインによる分散分析に代わる手法は存在しない．

● ここでは例題のすべての変数が正規分布に従うと仮定して解説を進める.

③ 球形性の検定と分割プロットデザインによる分散分析

SPSS を用い ▶
た分割プロッ
トデザインに
よる分散分析
の手順

● SPSS では，1 要因や 2 要因の反復測定分散分析と同様に，球形性の検定，反復測定の分散分析，グリーンハウス・カイザーの ε 修正，多重比較法が，同時に出力される．

● メニューから図 11-3 を参照して①［分析］→②［一般線型モデル］→③［反復測定］のように選ぶ[7]．

7）　この手法を使用するためには，SPSS オプションの Advanced Statistics が必要である．

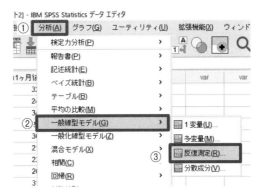

図 11-3　メニューから反復測定分散分析を選ぶ

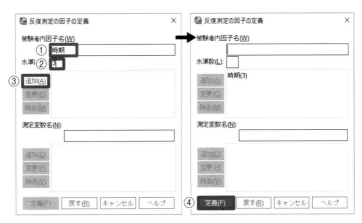

図 11-4　[反復測定の因子の定義] ダイアログボックスの設定

- 図 11-4 の [反復測定の因子の定義] ダイアログボックスで，① [被験者内因子名] を "時期" と入れる[8]．② [水準数] は，{初回，1 か月後，2 か月後} の 3 水準なので "3" と入力する．

  - ここでの作業では，反復測定要因（時期）のみの設定となる．

---

8) これは単なる表示名の入力なので，計算結果には影響しない．何と入力してもよい．

- ③［追加］ボタンをクリックすると，右のボックスに［時期(3)］と表示される.
  - 仮に，反復測定の要因が2要因以上あるなら，同様の作業を繰り返す.

- ④［定義］ボタンをクリック.

- 新たに出てくる［反復測定］のダイアログボックス（**図11-5**）で，差を見たい変数（ここでは握力初回，握力1か月後，握力2か月後の3つ）を選び，①の矢印ボタンで［被験者内変数］ボックスに移動する.

- 対応のない要因（ここでは年代）を選び，②の矢印ボタンで［被験者間因子］ボックスに移動する.

- その後，③［EM平均］ボタンをクリックする.

- ［反復測定：推定周辺平均］のダイアログボックス（**図11-6**）で，④［因子と交互作用］ボックスから，反復測定要因である［時期］を選び[9]，⑤矢印ボタンで［平均値の表示］ボックスに⑥移動する．⑦［主効果の比較］にチェックを入れる.

- ⑧のボタンをクリックして［Bonferroni］を選択し，⑨［続行］ボタンをクリックする

- 図11-5に戻り，⑩［オプション］ボタンをクリックする.

- ［反復測定：オプション］のダイアログボックス（**図11-7**）で，⑪［等分散

9）これはボンフェローニ法の設定なので，対応のない要因（ここでは年代）は入れないでおく.

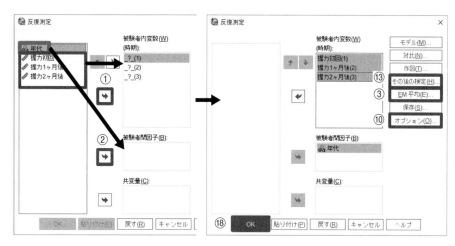

図 11-5 ［反復測定］ダイアログボックスの設定

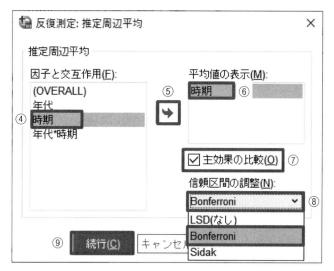

図 11-6 ［反復測定：推定周辺平均］ダイアログボックスの設定

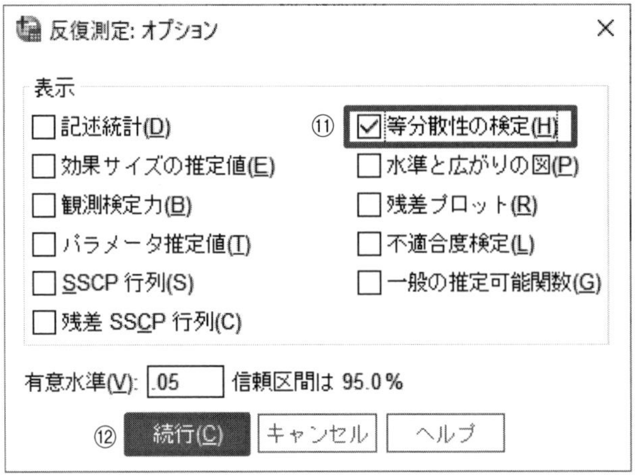

図 11-7　[反復測定：オプション] ダイアログボックスの設定

性の検定] にチェックを入れ，⑫ [続行] ボタンをクリックする．

- 再び図 11-5 に戻り，⑬ [その後の検定] をクリック．

- 図 11-8 の [反復測定：観測平均値のその後の多重比較] のダイアログボックスで，[因子] ボックスから，[年代] を選び，⑭矢印ボタンで [その後の検定] ボックスに移動する．

- 等分散を仮定する場合の方法として⑮ [Tukey]，等分散を仮定しない場合の方法として⑯ [Games-Howell] にチェックを入れ，⑰ [続行] ボタンをクリックする[10]．

- 図 11-5 に戻り，⑱ [OK] をクリック．

---

10)　多重比較法の一覧を見ると，[Bonferroni] という手法があるが，この "Bonferroni" では上にある "最小有意差" の p を Bonferroni の補正で修正した結果を出す．従って，通常の Bonferroni の補正と異なる結果が出る．

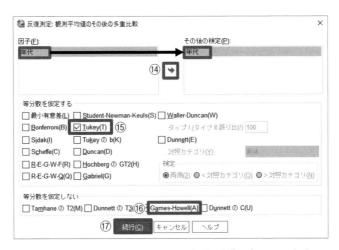

図11-8　［反復測定：観測平均値のその後の多重比較］ダイアログボックスの設定

分割プロット▶
デザインによ
る分散分析の
結果の解釈

結果は以下の通り．

● まずは反復測定要因（時期）の検定結果である．図11-9から図11-11
の①～⑥の手順で結果を読む．

● 図11-9の①モークリーの球形性の検定結果および図11-10の②共分散
行列の等質性の検定結果を見る．ともにpが0.05以上なら図11-11の③
時期の差の検定，⑤時期と年代の交互作用の検定へ．いずれか一方でも
$p < 0.05$となる場合は図11-11の④ε修正による時期の差の検定，⑥ε修
正による時期と年代の交互作用の検定へ．

　● ①の結果では$p = 0.253$，②の結果では$p = 0.711$といずれもpが0.05以上
となり "球形性は仮定できない，とはいえない" と判断し，③と⑤へ．

Mauchly の球面性検定^a

測定変数名：MEASURE_1

被験者内効果	Mauchly の W	近似カイ 2 乗	自由度	有意確率			
時期	.900	2.751	2	.253	.909	1.000	.500

正規直交した変換従属変数の誤差共分散行列が単位行列に比例するという帰無仮説を検定します。

a. 計画：切片 + 年代
被験者計画内：時期

b. 有意性の平均検定の自由度調整に使用できる可能性があります。修正した検定は、被験者内効果の検定テーブルに表示されます。

① 球形性の検定
　これが p が 0.05 以上かつ図 11-10 の②が p が 0.05 以上なら図11-11の③，⑤へ
　$p < 0.05$ なら図 11-11 の④，⑥へ

図 11-9　分割プロットデザインによる分散分析の結果 1

Box の共分散行列の等質性の検定^a

Box の M	10.644
F 値	.742
自由度 1	12
自由度 2	3532.846
有意確率	.711

従属変数の観測共分散行列がグループ間で等しいという帰無仮説を検定します。

a. 計画：切片 + 年代
被験者計画内：時期

②共分散行列の等質性の検定
　図11-9の①とともに，これが p が 0.05 以上なら図11-11の③，⑤へ
　$p < 0.05$ なら図11-11の④，⑥へ

図 11-10　分割プロットデザインの分散分析の結果 2

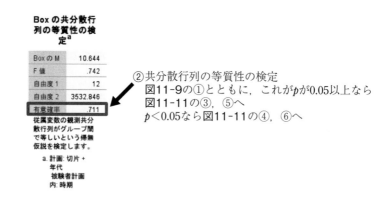

被験者内効果の検定

測定変数名：MEASURE_1

ソース		タイプ III 平方和	自由度	平均平方	F 値	有意確率
時期	球面性の仮定	38.600	2	19.300	10.079	.000
	Greenhouse-Geisser	38.600	1.818	21.238	10.079	.000
	Huynh-Feldt	38.600	2.000	19.300	10.079	.000
	下限	38.600	1.000	38.600	10.079	.004
時期 * 年代	球面性の仮定	11.333	4	2.833	1.480	.221
	Greenhouse-Geisser	11.333	3.635	3.118	1.480	.226
	Huynh-Feldt	11.333	4.000	2.833	1.480	.221
	下限	11.333	2.000	5.667	1.480	.246
誤差 (時期)	球面性の仮定	103.400	54	1.915		
	Greenhouse-Geisser	103.400	49.073	2.107		
	Huynh-Feldt	103.400	54.000	1.915		
	下限	103.400	27.000	3.830		

③ここが $p < 0.05$ なら有意差あり⑤の交互作用についても同様に判断する

④ここが $p < 0.05$ なら有意差あり Greenhouse-Geisser で判断することを推奨（⑥も同様）

⑤，⑥が $p < 0.05$ なら交互作用が有意である．§11.2 の⑤を参照する

図 11-11　分割プロットデザインによる分散分析の結果 3

ペアごとの比較

測定変数名: MEASURE_1

(I) 時期	(J) 時期	平均値の差 (I-J)	標準誤差	有意確率[b]	95% 平均差信頼区間[b] 下限	上限
1	2	-.900[*]	.343	.042	-1.775	-.025
	3	-1.600[*]	.408	.002	-2.642	-.558
2	1	.900[*]	.343	.042	.025	1.775
	3	-.700	.314	.104	-1.503	.103
3	1	1.600[*]	.408	.002	.558	2.642
	2	.700	.314	.104	-.103	1.503

推定周辺平均に基づいた

*. 平均値の差は .05 水準で有意です。

b. 多重比較の調整: Bonferroni。

図 11-12　反復測定要因に対する多重比較法の結果

- 図 11-11 の③は通常の反復測定分散分析の結果である. p が 0.05 以上なら "要因に有意な差（主効果）は認められない" として, 解析を終了する. $p < 0.05$ なら "要因に有意な差がある" として図 11-12 へ.
  - ②主効果［時期］の検定結果は $p \fallingdotseq 0.000$ なので "時期には有意な差がある" と判断して, 図 11-12 へ.

- 図 11-11 の⑤は時期と年代の交互作用の結果である.
  - ④交互作用［時期×年代］の検定は $p = 0.221$ で "時期と年代の交互作用は有意とはいえない" と判断する. ゆえに, 時期の水準に対する多重比較法の結果（図 11-12）をそのまま解釈できる.
  - 仮に⑤交互作用の検定が有意であったときは, 図 11-12 の結果を解釈することはできない. §11.2 の⑤へ.
  - 仮に⑤交互作用の検定のみが有意であったとき, 通常は主効果が有意か否かを検定するので "有意差はない" として解析を終了してもよいが, 相殺効果の場合（図 8-13d）は平均的に有意差が認められないことも

ある．したがって，§11.2 の⑤の手順へ進んだ方が無難であろう．

● 図 11-11 の④，⑥は球形性が仮定できなかったとき（図 11-9 ①あるい
は図 11-10 ②が $p < 0.05$）に判断するところで，3 つの ε 修正した結果が
出力される．推奨するのは，グリーンハウス・カイザーの ε 修正の結果で
ある．これらの結果が p が 0.05 以上なら，要因に有意な差は認められな
い"として，解析終了する．④が $p < 0.05$ なら図 11-12 へ．

　● もし，球形性が仮定できないとして，④［時期］を解釈すると，$p \fallingdotseq$
0.000 なので，"時期には有意な差がある"と判断して，図 11-12 へ．

　● ⑥［時期×年代］では $p = 0.226$ なので"時期と年代の交互作用は有意
とはいえない"と判断する．ゆえに，時期に対する水準の差の結果（図
11-12）をそのまま解釈できる．

　● 仮に⑥ ε 修正による交互作用の検定結果が有意であったとき（交互作用
の検定のみが有意であっても）は，§11.2 の⑤へ．

● 図 11-13 は対応のない要因（年代）の検定結果である．これが $p < 0.05$
なら，"年代には有意な差（主効果）がある"と判断し，図 11-14 へ．
p が 0.05 以上なら，"年代には有意な差はない"と判断する．

　● ここの例では，$p = 0.115$ なので，年代には有意な差はないと判断．

　● したがって，図 11-14 を見る必要はない．

被験者間効果の検定

測定変数名： MEASURE_1

変換変数： 平均

ソース	タイプ III 平方和	自由度	平均平方	F 値	有意確率
切片	55056.400	1	55056.400	539.573	.000
年代	479.267	2	239.633	2.348	.115
誤差	2755.000	27	102.037		

図 11-13　対応のない要因（年代）に対する分散分析の結果

① 等分散性の検定
通常は平均値に基づく有意確率で判断する
これが p が 0.05 以上なら図 11-15 の②へ
$p < 0.05$ なら図 11-15 の③へ

Levene の誤差分散の等質性検定[a]

		Levene 統計量	自由度 1	自由度 2	有意確率
握力初回	平均値に基づく	.813	2	27	.454
	中央値に基づく	.798	2	27	.460
	中央値と調整済み自由度に基づく	.798	2	16.624	.467
	トリム平均値に基づく	.814	2	27	.453
握力1ヶ月後	平均値に基づく	.346	2	27	.711
	中央値に基づく	.389	2	27	.682
	中央値と調整済み自由度に基づく	.389	2	19.319	.683
	トリム平均値に基づく	.348	2	27	.709
握力2ヶ月後	平均値に基づく	.122	2	27	.885
	中央値に基づく	.106	2	27	.900
	中央値と調整済み自由度に基づく	.106	2	19.888	.900
	トリム平均値に基づく	.102	2	27	.903

従属変数の誤差分散がグループ間で等しいという帰無仮説を検定します。

a. 計画: 切片 + 年代
被験者計画内: 時期

図 11-14　対応のない要因に対する等分散性の検定結果

---

④ **交互作用が有意ではなかったときの多重比較法**

● 図 11-12 は，反復測定要因の水準の差を対応のある t 検定で検定し，ボンフェローニ法で補正した結果である.

反復測定要因▶
に対するボン
フェローニ法
の結果の解釈

　● 初回（1）と1か月後（2）は，$p < 0.05$（$p = 0.042$）で，初回（1）と2か月後（3）は，$p < 0.01$（$p = 0.002$）で有意な差があった. 1か月後（2）と2か月後（3）には p が0.05以上（$p = 0.104$）で有意な差があるといえなかった.

- もし，これとは別にシェイファー法で検定するのなら，§9.2の⑥（p.206）を参照されたい[10]．

- 図11-14と図11-15は，対応のない要因である"年代"に対して，多重比較法を行った一連の結果である．

- まず，図11-14の①等分散性の検定（レーベンの検定）の結果を見る．

多重比較

測定変数名： MEASURE_1

② ここが$p<0.05$なら有意差あり

	(I) 年代	(J) 年代	平均値の差 (I-J)	標準誤差	有意確率	95% 信頼区間 下限	上限
Tukey HSD	60代	70代	5.567	2.6082	.102	-.900	12.033
		80代	3.633	2.6082	.359	-2.833	10.100
	70代	60代	-5.567	2.6082	.102	-12.033	.900
		80代	-1.933	2.6082	.741	-8.400	4.533
	80代	60代	-3.633	2.6082	.359	-10.100	2.833
		70代	1.933	2.6082	.741	-4.533	8.400
Games-Howell	60代	70代	5.567*	2.0895	.040	.230	10.903
		80代	3.633	2.8668	.434	-3.798	11.065
	70代	60代	-5.567*	2.0895	.040	-10.903	-.230
		80代	-1.933	2.7970	.772	-9.226	5.359
	80代	60代	-3.633	2.8668	.434	-11.065	3.798
		70代	1.933	2.7970	.772	-5.359	9.226

観測平均値に基づいています．
誤差項は平均平方 (誤差) = 34.012 です．

*. 平均値の差は .05 水準で有意です．

③ ここが$p<0.05$なら有意差あり

図 11-15　対応のない要因に対する多重比較法の結果

---

10)　3水準程度の比較であれば，ボンフェローニ法でも"有意差が出にくくなる"という欠点は，大きく現れないだろう．5水準程度になれば（これは筆者の主観的意見であり，数理的な決まりではない）有意差が出にくくなるので，シェイファー法を強く推奨する．

通常は平均値に基づく有意確率で判断する．ここがpが0.05以上なら図11-15の②へ．$p<0.05$なら図11-15の③へ．

- ここでは，反復測定要因である時期の水準ごとに結果が出力される．

- ①の結果では初回の場合$p=0.454$，1か月後の場合$p=0.711$，2か月後の場合$p=0.885$なので，すべての場合で"等分散性は仮定できない，とはいえない"と判断し，②へ．

- もし，$p<0.05$となる場合が1つでも存在すれば，③へ．

対応のない要▶
因に対するテューキー法またはゲームス・ハウェル法の結果の解釈

- 図11-15の②，③は多重比較法の結果である．

- 図11-15の②はテューキー法の結果である．60歳代と70歳代は$p \geqq 0.05$（$p=0.102$），60歳代と80歳代はpが0.05以上（$p=0.359$），70歳代と80歳代はpが0.05以上（$p=0.741$）で，すべての水準間に有意な差があるといえなかった．

- 等分散性を仮定しない場合は，図11-15の③ゲームス・ハウェル法の結果を見る．

- 仮に図11-15のゲームス・ハウェル法の結果を解釈するとすれば，

- 60歳代と70歳代は$p<0.05$（$p=0.040$）で有意な差があった．60歳代と80歳代はpが0.05以上（$p=0.434$），70歳代と80歳代はpが0.05以上（$p=0.772$）で，有意な差があるといえなかった．

⑤ 交互作用が有意であったときの多重比較法

　仮に，図11-11で交互作用の検定の結果⑤，⑥が有意（$p<0.05$）であったときは，主効果が有意であるか否かに関わらず，各要因の水準ごとに分けて多重比較法を行う．

- 図11-1のフローチャートに従い，対応のない要因と，反復測定要因のそ

れぞれに分けて行う.

- 比較の方法は，第8章の2元配置以上の分散分析や第10章の2要因以上の反復測定分散分析において交互作用が有意であったときの扱い方と全く同じである.

- 本章で挙げた例題で，仮に交互作用が有意となったときには，図11-16の手順で解析する.
- 各要因の水準ごとに分けて多重比較法を適用する[11].
- 対応のない要因の水準ごとの比較に対しては，テューキー法またはゲームス・ハウェル法を使い分ける.
- 反復測定要因の水準ごとの比較に対しては，対応のある t 検定を行ってから，p 値をボンフェローニ法またはシェイファー法［→§7.5の②（p.157)］で補正する.
- 以上の手順は，いままで述べてきた手順と同様である.

◎対応の**ない**要因の水準 ｜60代，70代，80代｜に分けて，
・60歳代の群で，初回，1ヵ月後，2ヵ月後の多重比較法
・70歳代の群で，初回，1ヵ月後，2ヵ月後の多重比較法
・80歳代の群で，初回，1ヵ月後，2ヵ月後の多重比較法
※多重比較法としては，
　等分散するなら，テューキー法
　等分散しないなら，ゲームス・ハウェル法

◎反復測定要因の水準 ｜初回，1ヵ月後，2ヵ月後｜に分けて，
・初回のデータに対して，60歳代群，70歳代群，80歳代群で多重比較法
・1ヵ月後のデータに対して，60歳代群，70歳代群，80歳代群で多重比較法
・2ヵ月後のデータに対して，60歳代群，70歳代群，80歳代群で多重比較法
※多重比較法としては，対応のある t 検定を行ってからボンフェローニ法またはシェイファー法で補正

図11-16　例題で交互作用が有意となったときの手順

---

11) §8.3の②（p.183）にも記載したが，分散分析を行ってから多重比較法を行う方法と，多重比較法のみを行う方法がある.図11-1，図11-16では最初から多重比較法のみを行う方法で解説している.どちらを行っても間違いとはいえない.しかしSPSSでは，分散分析と多重比較法は同時出力される.

① 球形性の仮定についての予備知識

少し難しい内容だが，球形性の仮定についての現状を解説しておく．

● 分割プロットデザインにおける分散分析では，対応のない要因（多標本）と反復測定要因が混在している．この場合，実は多標本球形性の仮定が必要となる★．

★千野直仁：反復測定デザイン概説―その2．愛知学院大学文学部紀要24：103-119，1994．

　● つまり理論的には，モークリーの球形性検定では片手落ちの判断になる．
　● 多標本球形性の仮定が成立するためには，球形性の仮定に加えて，共分散行列の等質性の仮定が必要となる．

● 多標本球形性の仮定を検定する手法が多標本球形性の検定である．
　● 多標本球形性の検定には，2段階多標本球形性の検定と，1段階多標本球形性の検定がある．

● 2段階多標本球形性の検定とは，モークリーの球形性検定と共分散行列の等質性の検定を2段階で行う方法で，図11-9，図11-10で紹介した手順である．

● 1段階多標本球形性の検定とは，モークリーの球形性検定と共分散行列の等質性の検定を同時に行う方法で，メンドーサ **Mendoza** の多標本球形性検定[12]，ハリス **Harris** の多標本球形性検定といった方法がある．10.3節②で説明した，大局的球形性の検定のことである．
　● これらのうちメンドーサの多標本球形性検定は，モークリーの球形性検

---

12) Mendoza JL: A significance test for multisample sphericity.Psychometrika 45: 495-498, 1980.

定と整合性が高い.

- SPSS では，メンドーサの多標本球形性検定は行うことができない.
  - どうしても行いたいときは，改変 R コマンダー[13] で可能である.

- 上述したような多標本球形性検定を厳密に適用させたとして，解析結果が
  どれくらい変わるかは，不明である.
  - 理論的には確かに問題が起こるかも知れない.
  - しかし，多標本球形性検定で有意となったときでも，グリーンハウス・
    カイザーの ε 修正やホイン・フェルトの ε 修正，ε の理論的な下限値で
    判断するから，実際に深刻な問題となるかどうかは不明である.

- 多標本球形性検定を活用できない状況であれば，無理に使用せずにモーク
  リーの球形性検定でも十分であろう.

② データが正規分布に従わない場合はどうする？

- §8.3 の② (p.183)，§10.3 の① (p.226) でも述べたが，反復測定要因，
  対応のない要因にかかわらず，2 要因以上の分散分析で問題となる話題で
  ある.

- いままでの章で述べてきた通り，頑健性を考慮すれば，データが正規分布
  に従うか否かを検定してまで確認しなくても，そのまま分散分析を適用さ
  せても構わないと考える.

- もしくは，2 要因以上の分散分析に関しては代わる手法がないので，多重

---

13) http://peasonal.hs.hirosaki-u.ac.jp/~pteiki/research/stat/S/ より無料ダウンロード可能で
ある

比較法だけを行って水準間の差を見る.

- ● 交互作用の検定は不可能であるから，エラーバーグラフや箱ひげ図を描いて，多重比較法の結果も考慮して主観的に判断する.

第 11 章のまとめ

　本章では，分割プロットデザインによる分散分析と，それに関連した検定手法を解説した．基本的な理論は，1 元配置分散分析と反復測定による分散分析を混在したものであると考えるとよい.

- □ 分割プロットデザインによる分散分析とは何か？
- □ 分割プロットデザインによる分散分析の交互作用の重要性とは？

第12章 共分散分析

・共分散分析の意味を知る
・共分散分析の手順を知る
・共変量の意味を知る

§12.1 共分散分析とは

　共分散分析 analysis of covariance（**ANCOVA**）は，いままで述べた分散分析と何ら代わりはないが，水準に分けられた要因の他に数値で測られた連続量の変数（共変量）を含む点で，形式が異なる．

　例として，表6-2b（図6-6）のようなデータがある．この例では14人の対象者を"履物の違い"という要因で ｜サンダル，運動靴｜ の2水準に群分けしている．また"履物の重さ"という**共変量 covariate** が存在する．この"履物の重さ"がグラムの単位という数値で表された連続量の変数（間隔・比尺度のデータ）となっている．もし，この共変量を ｜200g 未満，200～300g，301

〜400g，401g 以上｝と区分け（カテゴリー化）すれば[1]（順序・名義尺度のデータ），4 水準の要因となる．

図 6-6 を見ればわかるが，いままでの分散分析と異なって歩行速度（従属変数）と履物の重さ（共変量）の関係は，散布図で表される．したがって，共変量の影響を"回帰"という用語で表すことが多い．

表 6-2b（図 6-6）は，要因（対応のあり・なしは問わない）が 1 つ，共変量が 1 つの例であるが，要因または共変量は複数あってもよい．

共分散分析の適用条件は，1 元配置分散分析と同様で，

● 平均を扱う検定なので，データは正規分布に従わなければならない

● 各群（水準）の分散は等しくなければならない

● 各標本は独立でなければならない（互いに無相関という意味）

という理論的な制約条件がある．

● 共分散分析とは，要因と共変量が混在したデータに対する分散分析のことである

● 共変量とは，数値で表された連続量の変数を意味する

● 平均を扱う検定なので，データは正規分布に従わなければならない

1）連続変数に対して，カテゴリー化されたようなデータは離散変数と呼ばれることもある．

Column　回帰分析と分散分析

回帰分析と分散分析は，全く同じ手法である．共変量（連続変数）を対象とした手法が回帰分析や重回帰分析で，要因というカテゴリー化された離散変数を扱う手法が分散分析となる．最近では，これらをまとめて**一般線形モデル**［→第13章で解説する］と呼んでいる．

回帰分析を行うと分散分析表が出力される．また，回帰分析で解析するデータに対して，分散分析を行えば同じ結果になる．統計ソフトを用いて，共変量のみ（要因はない）の共分散分析を試してみるとよい．

分散分析では要因というカテゴリー化（群分け）された変数を扱う点が特徴的であるが，これもデータの形が違うだけで，結局は同じことをしている．

統計ソフトの特徴で，重回帰分析は変数ごとの影響力（偏回帰係数）が出力される点で便利だし，分散分析は要因が名義尺度のデータのときは煩雑にならないで済むという点で便利である．

---

§12.2　共分散分析の手順

共分散分析の手順は，**図12-1**のフローチャートに従う．以下のような特徴がある．

- データが正規分布に従わないとき，代わる手法は存在しない．
  - §7.2（p.128）に従って，事前に正規分布に従うかを確認できないわけではないが，代わる手法がないために対応不可能である．

以降では**図12-1**の手順について，解説する．

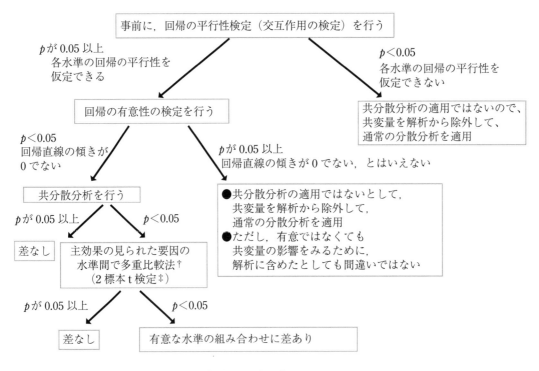

図 12-1　共分散分析の解析手順

① SPSS による共分散分析

　　例題のデータは，Excel のファイル形式で，http://peasonal.hs.hirosaki-u.ac.jp/~pteiki/research/stat3/sampledata.xlsx からダウンロードする[2]．

---

2 ）Excel 97-2003 形式（拡張子 xls）のファイルは http://peasonal.hs.hirosaki-u.ac.jp/~pteiki/research/stat3/sampledata.xls からダウンロード．また，SPSS 形式のファイルは http://peasonal.hs.hirosaki-u.ac.jp/~pteiki/research/stat3/sampledata_SPSS.zip からダウンロード可．

例題は，ダウンロードした Excel ファイルで［**12 章　共分散分析**］のワークシートである．75 人の健常者を対象として，運動習慣の頻度別に握力の差を知りたいとする．また，歩行速度の違いが握力に影響するかもしれない．そこで運動習慣を要因，歩行速度を共変量とした，共分散分析を行う．

　運動習慣はおよそ 1 週間にどれくらいの頻度で運動を行うかを調べた結果から，0 日の群（＝1 週間に全く行わない），1 日の群，2 日の群，3 日以上の群に分けている．共変量としての歩行速度は，連続量（間隔尺度・比率尺度）のデータである．この検定を，図 12-1 の手順に従って進める．SPSS でデータを読み込むと，図 12-2 のようになる．

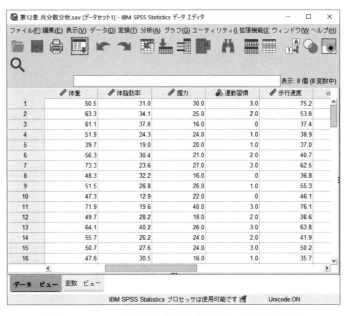

図 12-2　SPSS による共分散分析データの読み込み

② 共分散分析を行う

◎回帰の平行性検定

回帰の平行性▶
検定とは？

　回帰の平行性検定とは，すべての水準に対して共変量が同程度に影響するかを検定するものである．

　図 12-3a は，すべての水準に対して共変量が同程度に影響する極端な例である．水準は，白い点と灰色の点と黒い点の 3 水準である．検定の結果，共変量が"すべての水準に対する影響は異なる，とはいえない（p が 0.05 以上）"のであれば，同程度に影響すると見なして解析に含める．

　逆に，図 12-3b はすべての水準に対して共変量が同程度に影響しない例である．検定の結果，共変量が"すべての水準に対する影響は異なる（$p < 0.05$）"のであれば，定量の影響が認められない（回帰直線の傾きがバラバラ）ということで，解析から共変量を除外し，要因だけの分散分析を行う．

　回帰の平行性検定は，要因と共変量の"交互作用"として検定する．

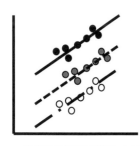 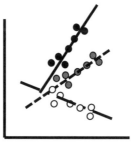 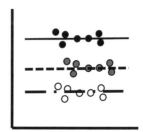

a. 回帰の平行性が保たれている例（検定でp が 0.05 以上）　　b. 回帰の平行性が保たれない例（検定で$p < 0.05$）　　c. 回帰の傾きが 0（p が 0.05 以上）

図 12-3　回帰の平行性検定と回帰の傾き検定のイメージ

● メニューから図 12-4 を参照して①［分析］→②［一般線型モデル］→
③［1 変量］のように選ぶ.

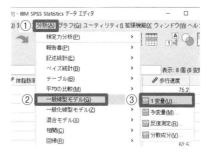

図 12-4　メニューの選択

● 図 12-5 の［1 変量］ダイアログボックスで，差を検定したい変数（ここ
では［握力］）をクリックして，①［矢印ボタン］で［従属変数］ボック
スに移動.

● 要因の変数（ここでは［運動習慣］）をクリックして選び，②［矢印ボタ
ン］で［固定因子］ボックスに移動する.

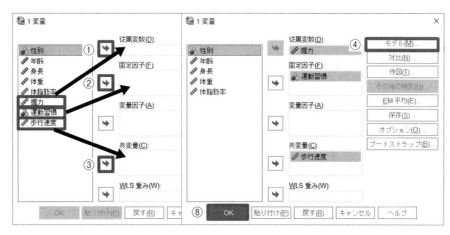

図 12-5　［1 変量］ダイアログボックスの設定

- 共変量の変数（ここでは［歩行速度］）をクリックして選び，③［矢印ボタン］で［共変量］ボックスに移動する．

- ④［モデル］ボタンをクリックする．

- 新たに出てくる図 12-6 の［1 変量：モデル］のダイアログボックスで，［モデルの指定］の⑤［項の構築］にチェックを入れる．

- ［因子と共変量］ボックスから，［運動習慣］と［歩行速度］を選択して，⑥［矢印ボタン］で右の［モデル］ボックスに 1 つずつ移動する．

- さらに，［因子と共変量］ボックスで，［運動習慣］と［歩行速度］を Shift キーまたは Ctrl キーを押しながら同時選択して，⑥［矢印ボタン］で［モデル］ボックスに移動する．"歩行速度＊運動習慣"と表示されたことを確認し，⑦［続行］をクリックして閉じる．

- 図 12-5 の⑧［OK］をクリックする．

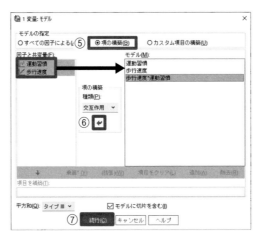

図 12-6　［1 変量：モデル］ダイアログボックスの設定

回帰の平行性▶検定の結果の解釈

この時点で，"回帰の平行性検定"の結果が出力される.

● 図 12-7 に示すように回帰の平行性検定の結果が出力される.

被験者間効果の検定

従属変数: 握力

ソース	タイプ III 平方和	自由度	平均平方	F 値	有意確率
修正モデル	2191.817[a]	7	313.117	27.289	.000
切片	39.805	1	39.805	3.469	.067
運動習慣	36.109	3	12.036	1.049	.377
歩行速度	611.354	1	611.354	53.281	.000
運動習慣 * 歩行速度	35.465	3	11.822	1.030	.385
誤差	768.770	67	11.474		
総和	46932.000	75			
修正総和	2960.587	74			

a. R2 乗 = .740 (調整済み R2 乗 = .713)

回帰の平行性の検定結果
p が 0.05 以上なら，各水準の回帰の平行性を仮定できる

図 12-7　回帰の平行性検定の結果

● 回帰の平行性検定のイメージは，図 12-3a と b のようになる．グラフの縦軸が差を見たいと思う変数（従属変数：ここでは握力），横軸が共変量（ここでは歩行速度），散布図中点の色分けが要因（ここでは運動習慣）である.

- 要因の各水準ごとに握力（従属変数）と歩行速度（共変量）との回帰直線を引き，これら水準間の回帰直線の傾きに差があるかどうかを検定する.
- これは，要因と共変量の交互作用を検定することに等しい.

● 図 12-3a では，3 つの水準で引いた回帰直線の傾きが平行性を保っている.

- 図 12–3b では，3 つの水準で引いた回帰直線の傾きが平行性を保っていない．もちろん，平行でなければ何でもよいので，相乗効果のみ，相乗効果と相殺効果が混在，相殺効果のみ，と様々である［→§8.3 の① (p.181)］．図 12–3b は，相乗効果と相殺効果が混在した状態である．

- 実際に本章のデータをグラフにすると，図 12–8 のようになる．
  - もし，"回帰直線は有意に平行ではない，とはいえない（p が 0.05 以上）"のであれば，運動習慣の各水準 ｛0 日の群，1 日の群，2 日の群，3 日以上の群｝に対して，歩行速度は同じ傾向で影響していると見なす．
  - もし，"回帰直線は有意に平行ではない（$p < 0.05$）"となれば，水準ごとに歩行速度の影響が異なる（つまり，共変量の影響が一定していない）ことになる．たとえば，0 日の群では歩行速度が速くなるほど握力が強くなっていくけれども，1 日の群では歩行速度が速くなるほど握力が弱くなる，2 日の群では歩行速度と握力は無関係，などである．その場合は，共変量を解析から除外し，通常の分散分析で検定する．

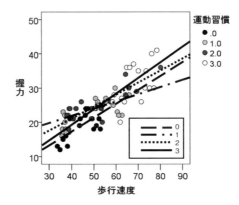

図 12–8　例題における回帰の平行性検定

これら 4 本の回帰直線の傾きに有意な差があるかどうかを検定するのが，回帰の平行性検定である．

- 回帰の平行性検定の結果については，**図12-1** のフローチャートに従い判断する．要因との交互作用が p が0.05 以上のときは，各水準の回帰直線[3]の傾きの平行性を仮定できる．回帰の平行性（**図12-3a** の状態）を仮定できたら，次に回帰の有意性の検定を行う．

- もし，交互作用が $p<0.05$ で有意となるとき（**図12-3b** の状態）は，各水準の回帰直線の平行性を仮定できない．回帰の平行性を仮定できなければ，共変量の影響を考慮した水準間の比較を行うことができない．したがって，共分散分析の適用外となり，共変量を解析に含めずに本章以外の分散分析を適用する．
  - **図12-7** の結果では，"運動習慣＊歩行速度"の回帰の平行性検定（＝交互作用の検定）が p が 0.05 以上（$p=0.385$）なので回帰の平行性を仮定でき，次の手順に進む．

回帰の有意性▶の検定とは？

◎回帰の有意性の検定

回帰の平行性を仮定できたなら，回帰の（傾きの）有意性の検定を行う．**図12-3a** のように全水準の回帰直線が傾いていれば共変量の影響は意義がある．しかし，**図12-3c** のようであれば，全水準に対して共変量の影響は 0 である（傾きが 0）．どちらにおいても，回帰の平行性は成立する．

したがって，次の段階として，共変量は従属変数（ここの例では握力）に影響を及ぼすのか（**図12-3a** のように），否か（**図12-3c** のように）を調べなければならない．

3） 共変量が 2 要因以上のときは，2 次元以上なので回帰平面の検定となる．

　SPSS では，回帰の有意性の検定と共分散分析，多重比較法は一度に解析できる．以下の手順で行う．

● 再び図 12-4 に従い，メニューから①［分析］→②［一般線型モデル］→③［1 変量］を選ぶ．

● 図 12-9 の［1 変量］ダイアログボックスが表示されたら，①［モデル］をクリックする．

● 図 12-10 の［1 変量：モデル］ダイアログボックスでは，［モデルの指定］の②［すべての因子による］にチェックを入れ直してから，③［続行］をクリックして閉じる．

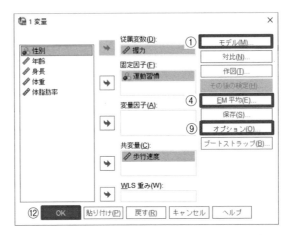

図 12-9　［1 変量］ダイアログボックスの再設定

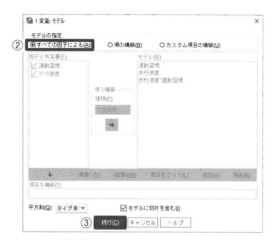

図 12-10　［1 変量：モデル］ダイアログボックスの再設定

● 図 12-9 の④［EM 平均］をクリックすると，新たに図 12-11 の［1 変量：推定周辺平均］ダイアログボックスが表示される．

● ［因子と交互作用］ボックスから，［運動習慣］を選び，⑤矢印ボタンで［平均値の表示］ボックスに移動する．

● ⑥［主効果の比較］にチェックを入れ，⑦のボタンをクリックして［Bonferroni］を選択したら，⑧［続行ボタン］をクリックする．

● 図 12-9 に戻り，⑨［オプション］をクリックすると図 12-12 の［1 変量：オプション］ダイアログボックスが表示される．

● ⑩［パラメータ推定値］にチェックを入れ，⑪［続行］ボタンをクリックする．

● 再び図 12-9 に戻り，⑫［OK］をクリックする．

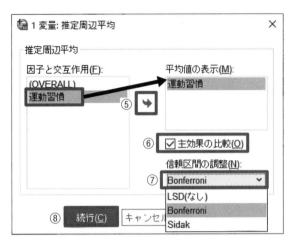

図 12-11　［1 変量：推定周辺平均］ダイアログボックスの設定

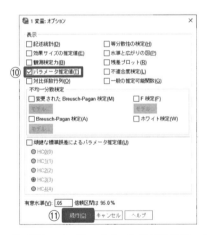

図 12-12　［1 変量：オプション］ダイアログボックスの設定

回帰の有意性▶
検定結果の解
釈

結果は以下の通り.

● 図 12-13 の①が回帰の傾きの有意性,つまり共変量の影響があるかない
かを出力している.ここが,$p < 0.05$ なら“回帰の傾きは 0 ではない”つ

まり共変量の影響が有意に存在する，ということになる．もし，p が 0.05 以上なら "有意に影響するとはいえない" ので解析に含める必要はない[4]．

- 図 12-13 の① ［有意確率］は $p \fallingdotseq 0.000$ なので，共変量の影響が有意に存在する．共分散分析を行う意義がある．
- 回帰の傾き（各水準の共通の傾き）は影響の程度を表す．傾きは，図 12-13 の② ［B］の部分をみて 0.326 とわかる．
- この ［B］は回帰係数であり，標準回帰係数とは異なるため，単位に依存する係数である．
- したがって，この値を見て影響が大きいとか小さいとは判断できない．

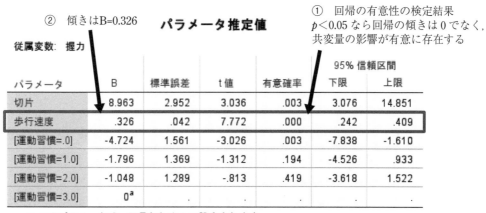

② 傾きはB=0.326

パラメータ推定値

① 回帰の有意性の検定結果
$p < 0.05$ なら回帰の傾きは 0 でなく，共変量の影響が有意に存在する

従属変数: 握力

パラメータ	B	標準誤差	t値	有意確率	95% 信頼区間 下限	上限
切片	8.963	2.952	3.036	.003	3.076	14.851
歩行速度	.326	.042	7.772	.000	.242	.409
[運動習慣=.0]	-4.724	1.561	-3.026	.003	-7.838	-1.610
[運動習慣=1.0]	-1.796	1.369	-1.312	.194	-4.526	.933
[運動習慣=2.0]	-1.048	1.289	-.813	.419	-3.618	1.522
[運動習慣=3.0]	0[a]	.	.	.	.	.

a. このパラメータは、冗長なため 0 に設定されます。

図 12-13　回帰の有意性の結果

4）ただし，共変量が有意ではなくても，その影響を見るために解析に含めるときがある．解析に含めたとしても間違った方法ではない．

被験者間効果の検定

従属変数: 握力

ソース	タイプⅢ平方和	自由度	平均平方	F値	有意確率
修正モデル	2156.352[a]	4	539.088	46.922	.000
切片	113.497	1	113.497	9.879	.002
歩行速度	694.035	1	694.035	60.408	.000
運動習慣	138.235	3	46.078	4.011	.011
誤差	804.235	70	11.489		
総和	46932.000	75			
修正総和	2960.587	74			

a. R2乗 = .728 (調整済み R2乗 = .713)

③ ここが $p < 0.05$ なら，"運動習慣" の要因に
よる有意な差があるので，図 12-15 へ．p が 0.05 以上なら，
"運動習慣" には有意な差はないとして，解析終了

図 12-14　共分散分析の結果

共分散分析の▶
検定結果の解釈

- 図 12-14 ③が共分散分析の結果である．要因（ここでは運動習慣）の有意確率を見て，$p < 0.05$ なら要因による有意な差がある（主効果を認める）ことを表す．もし，pが0.05以上なら要因による有意な差があるとはいえない．
  - 図 12-14 の③は $p = 0.011$ なので，要因の影響が有意である．

多重比較法の▶
結果の解釈

- 共分散分析の結果が有意であれば，水準間の差を多重比較法で検定する．図 12-15 は，2 標本 t 検定[5] に対するボンフェローニ法による補正の結果である．
  - 運動習慣が 0 日（0）と 1 日（1）では，p が 0.05 以上（$p = 0.064$）で有意な差はあるといえない．
  - 0 日（0）と 2 日（2）では $p < 0.05$（$p = 0.020$），0 日（0）と 3 日以上（3）は $p < 0.05$（$p = 0.021$）で有意な差があった．
  - 1 日（1）と 2 日（2），1 日（1）と 3 日以上（3），2 日（2）と 3 日以上

5) 対応のない要因なので，2 標本 t 検定となる．

（3）は p が 0.05 以上（$p = 1.000$）で有意な差はあるといえない[6]．

- ここではボンフェローニ法による多重比較法を出力しているが，対応のない要因に対してはテューキー法を適用してもよい．
  - SPSS の共分散分析の手順では，ボンフェローニ法のみでテューキー法は出力できない．
  - その際には §7.3 の①（p.138）を参考として，1 元配置分散分析を行い[7]，分散分析の結果は見ずに，テューキー法の結果のみを見て有意差を調べる．

ペアごとの比較

従属変数: 握力

(I) 運動習慣	(J) 運動習慣	平均値の差 (I-J)	標準誤差	有意確率[b]	95% 平均差信頼区間[b] 下限	上限
.0	1.0	-2.928	1.117	.064	-5.960	.104
	2.0	-3.676*	1.209	.020	-6.959	-.394
	3.0	-4.724*	1.561	.021	-8.964	-.485
1.0	.0	2.928	1.117	.064	-.104	5.960
	2.0	-.748	1.081	1.000	-3.684	2.187
	3.0	-1.796	1.369	1.000	-5.512	1.920
2.0	.0	3.676*	1.209	.020	.394	6.959
	1.0	.748	1.081	1.000	-2.187	3.684
	3.0	-1.048	1.289	1.000	-4.547	2.451
3.0	.0	4.724*	1.561	.021	.485	8.964
	1.0	1.796	1.369	1.000	-1.920	5.512
	2.0	1.048	1.289	1.000	-2.451	4.547

推定周辺平均に基づいた

*. 平均値の差は .05 水準で有意です．

b. 多重比較の調整: Bonferroni。

図 12-15　多重比較法（ボンフェローニ法）の結果

6） ボンフェローニ法による補正の計算で有意確率が 1 を越えた場合は，$p = 1.00$ と判定する．
7） 共変量以外が対応のない 2 要因以上なら，第 8 章の 2 元配置以上の分散分析に従ってテューキー法の結果のみを見ればよい．

§12.3 補足解説

① 様々な共分散分析

● 本章での共分散分析は，対応のない 1 要因と共変量による例題であった．

● 共分散分析は，単に共変量が含まれる分散分析であるため，第 7 章〜第 11 章の分散分析に共変量を含めれば共分散分析となる．その意味で，様々なバリエーションがある．

SPSS で 2▶ 要因以上の共 分散分析を行 う設定

● たとえば，**2 要因以上の共分散分析**の場合は図 12-9 の［固定因子］のところに，複数の要因を投入すればよい．

　● 共変量が 2 変数以上あるときも，［共変量］のところに複数投入すればよい．結果の解釈は本章と同様に，個々の共変量の影響を見ればよい．

SPSS で反復▶ 測定による共 分散分析を行 う設定

● **反復測定による共分散分析**の場合は，たとえば図 10-6（p.219）のなかで［共変量］のところに共変量を投入すれば，反復測定による共分散分析ができる．結果の解釈は本章と同様である．

SPSS で分割▶ プロットデザ インによる共 分散分析を行 う設定

● **分割プロットデザインによる共分散分析**でも同様に図 11-5（p.237）で［共変量］のところに共変量を投入すればよい．

● たとえば，Excel ファイルの［**11 章　分割プロットデザインによる分散 分析**］のワークシートを使用して分割プロットデザインによる共分散分析を行ってみる．要因は "年代"，共変量は "握力初回"，反復測定要因は "握力 1 か月後" と "握力 2 か月後" の 2 水準とする．

● 図 11-5（p.237）で，"握力初回" を，［被験者内変数］ではなく［共変

量］のところに入れて解析すると，**図 12-16** の結果が出力される．

- 回帰の平行性検定（反復測定要因と共変量の交互作用）は，①を見ると
よい．この結果では，交互作用が有意ではないので，共分散分析を適用

被験者内効果の検定

測定変数名： MEASURE_1

ソース		タイプ III 平方和	自由度	平均平方	F 値	有意確率
時期	球面性の仮定	.438	1	.438	.284	.599
	Greenhouse-Geisser	④ 反復測定要因の主効果の有意性			.284	.599
	Huynh-Feldt	.438	1.000	.438	.284	.599
	下限	.438	1.000	.438	.284	.599
時期 * 握力初回	球面性の仮定	.006	1	.006	.004	.952
	Greenhouse-Geisser	.006	1.000	.006	.004	.952
	Huynh-Feldt	.006	1.000	.006	.004	.952
	下限	.006	1.000	.006	.004	.952
時期 * 年代	球面性の仮定	2.989	2	1.495	.970	.392
	Greenhouse-Geisser	① 反復測定要因と共変量の交互作用（回帰の平行性検定）				
	Huynh-Feldt	2.989	2.000	1.495	.970	.392
	下限	2.989	2.000	1.495	.970	.392
誤差 (時期)	球面性の仮定	40.044	26	1.540		
	Greenhouse-Geisser	40.044	26.000	1.540		
	Huynh-Feldt	40.044	26.000	1.540		
	下限	40.044	26.000	1.540		

被験者間効果の検定

測定変数名： MEASURE_1

変換変数： 平均

ソース	タイプ III 平方和	自由度	平均平方	F 値	有意確率	
切片	1.020	1	1.020	.140	.711	
握力初回	1784.046	1	1784.046	245.679	.000	② 回帰（共変量）の有意性
年代	23.116	2	11.558	1.592	.223	③ 要因の主効果の有意性
誤差	188.804	26	7.262			

図 12-16　分割プロットデザインによる共分散分析の結果

する意味がある.

- 回帰（共変量）の有意性の検定として，②の有意確率を見ると握力初回の影響は $p \fallingdotseq 0.000$ となっている.

- ③要因［年代］による主効果を見ると $p = 0.223$ で有意ではない.

- ④反復測定要因である［時期］の主効果を見ると $p = 0.599$ で有意な差はない.

- なお、反復測定要因に関する①, ④はモークリーの球形性の検定結果に従い該当する部分を見るが、この列では反復測定要因が2水準のため、球形性の検定による有意確率は出力されない.

- この結果の場合，共変量である，"握力初回" のみが有意に影響している. 有益な結果は得られていないと考える.

  - 必要があれば，ボンフェローニ法による多重比較法も出力できるが，この例の結果では意味はない.

② 正規分布に従わないデータのときは？

- 正規分布に従わないデータに対しては，原則として共分散分析は適用できない.

  - これはいままでの分散分析と共通である.

- 水準の差の検定だけを行うのであれば，§8.2 の⑤（p.179）や§10.3 の①（p.226）を参照して，ノンパラメトリックな方法を適用させることは可能である.

- しかし，共変量の影響に関しては，共分散分析を適用させる方法以外は考えられない.

  - これに対しては§8.3 の②（p.183）に記述したとおり，データ分布の

正規性を気にせずに適用してもよいと思われる.

- 抵抗があるなら, 共変量を水準に分けて (カテゴリー化) 要因として検定するしかない. たとえばグラムで表された連続量の "履物の重さ" という共変量が正規分布していないなら, {200g 未満, 200〜300g, 301〜400g, 401g 以上} などのように4水準に分けた (カテゴリー化した) 要因として検定する方法も試してみればよい.
- 共変量を要因に変更すれば正規分布に従うわけではないので, あくまで1つの対策案として考えてほしい.

第 12 章のまとめ

本章では, 共分散分析に対する解析手順を解説した. 以下の点を理解しておけばよい.

- □ 共分散分析とは何か？その手順は？
- □ 様々な要因と組み合わせた共分散分析を実際に行って, 確認してみよう.

第13章 線形混合モデル

- ・線形混合モデルとは何か
- ・線形混合モデルの特徴とは何か
- ・線形混合モデルの解析手順を知る

§13.1 線形混合モデルとは

　　線形混合モデル **linear mixed model**（一般化線形混合モデル generalized linear mixed model［GLMM］，混合効果モデル mixed effect model，反復測定による混合効果モデル **mixed effect model for repeated measures**［MMRM］と呼ぶときもある）とは，いままでの分散分析とは，やや異なったものである．

　　いままで述べてきた分散分析は，**一般線形モデル general linear model**[1]　と呼ばれる枠組みのものである．一般線形モデルには，t 検定や回帰分析など，いままで述べてきた統計手法をはじめとして，よく使われる統計手法が含まれ

---

[1]　一般線型モデルを GLM と略して，一般化線型モデルを GLIM と略する場合もある．広く普及しているのは，本文で述べたとおり，一般化線型モデルを GLM と略す記述である．

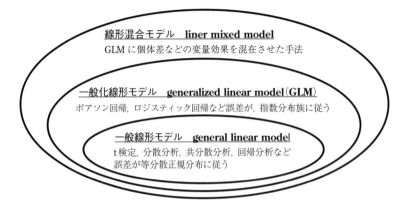

図 13-1　統計モデルの階層性

る（図13-1）．この上層に**一般化線形モデル generalized linear model**（GLM）という統計手法がある．代表的なものにロジスティック回帰分析がある．さらにその上層に線形混合モデルがある．図13-1では，これらの統計モデルを階層的に表している．面倒にいえば，誤差項が等分散正規分布か指数分布族か，変量効果を考慮するかしないかなどの区別はある．

　難しい理屈を書いたが，簡単にいえば"線形混合モデル≒反復測定分散分析"と思ってよいだろう．混乱することをいえば，いままでの反復測定分散分析で適用してきたデータに対しては，すべて線形混合モデルを適用するのが正しい．

　線形混合モデルは，

- 欠損値があっても適用できる
- 誤差どうしの分散共分散行列を柔軟に受け止められないデータに対しても適用できる

という特徴がある.

　欠損値の存在に関しては，反復測定分散分析のデータ（第9章〜第11章の形式のデータ）において欠損値があったとすれば，欠損値のある対象者を解析から除外しなければならない．しかし，混合モデルは欠損値があっても対象を除外することなく解析できるという点で代わりの方法となる．ただし，欠損値はランダムに発生していることが前提となる．また，反復測定の（対応のある）要因と共変量を組み合わせた共分散分析（第12章）のようなデータに対しても適用できる．

　もう1点の"分散共分散行列を柔軟に受け止められないデータ"というのは，水準どうしの相関関係の問題である．いままで述べた反復測定分散分析（分割プロットデザインによる分散分析も含む）では"球形性の仮定"が必要であった．もし球形性が仮定できないときはグリーンハウス・カイザーの ε 修正を用いて，あれこれと面倒なことを述べてきた．しかし，線形混合モデルでは"球形性の仮定"を考慮する必要がない．したがって，非常に簡素化された結果となり，解釈しやすい．

　予備知識として，混合モデルとは何の"混合"なのか？　という解説をしておく．これは §4.2 の①（p.76）で述べた固定要因と変量要因が混在したモデルという意味である．

　いままで第9章〜第11章で述べてきた反復測定分散分析は，固定要因と変量要因（被検者の要因）が混在するかのような"混合モデル"を想定していた．しかし実は，厳密には固定要因と固定要因の固定モデルだったのである．これ

に，強引に固定要因と変量要因の混合モデルと想定して，当てはめていたのである[2]．

　たとえば第9章では，30人の健常者を対象として，トレーニングを開始した初回時の握力，1か月後の握力，2か月後の握力の差を検定した．ここでは，固定要因 ｛初回時，1か月後，2か月後の握力｝ という水準の差を見たいと思っていた．それに対して，健常者30人という被検者の要因は，被検者個人の30水準（人）で成り立っているわけであるが，個人差を検定するつもりはない．水準の差を検定するつもりはないが，バラツキや関連性を考慮しなければならない要因を変量要因と呼ぶ[3]．このデータに対して本来，固定要因のみを解析対象とする反復測定分散分析（固定モデル）を当てはめていたのである．そのために欠損値は許されなかったし，当然のように潜んでいる反復測定値間の相関性をどうやって補正するか（球形性の仮定の問題），と悩んでいたのである．

　線形混合モデルとは，反復測定分散分析に潜む重要な問題を解決する手法である．そうした意味で，多分野において積極的な適用を奨められている手法である．

- 線型混合モデルとは，反復測定分散分析と同等だと思えばよい

- 線型混合モデルの特徴は，欠損値があっても解析できる点である

- もう1つの特徴は，球形性の仮定を考えなくてもよい点である

- 比較的新しい手法であり，多分野で推奨されている手法である

2）　こうした意味で，厳密にいえば第9章〜第11章のデータは線型混合モデルの適用としなければならない．
3）　個人を変量要因と見なさなければ（つまり反復測定の要因と考えなければ），これは30人×3水準＝90人を対象とした，1元配置分散分析に等しくなる．

基本となる第9章のような"1要因の反復測定（対応のある）データ（**表6** -1cのような）"で欠損値がある場合を例にして解析手順を解説する．線形混合モデルの解析手順は，**図13-2**のフローチャートに従う．事前に球形性の検定などを行う必要はない．

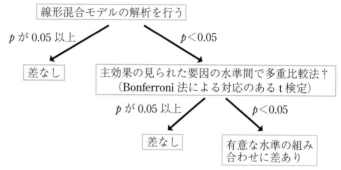

† 水準数が2つしかない要因では，分散分析の時点で終了

図13-2　線形混合モデルの解析手順

- データが正規分布に従わないとき，代わる手法は存在しない．
  - §7.2（p.128）で解説したシャピロ・ウイルク検定によって，事前に正規分布に従うかを確認できないわけではないが，代わる手法がないために対応不可能である．
  - 欠損値が存在する場合，それを補う多重比較法は存在しないので，これも対応不可能である．
  - したがって，実際には正規性を確認せず，線形混合モデルを適用させるという手順をとるしかない．

以降では**図13-2**の手順について，解説する．

① SPSS による線形混合モデルの解析準備

　例題のデータは Excel のファイル形式で，http://peasonal.hs.hirosaki-u. ac.jp/~pteiki/research/stat3/sampledata.xlsx からダウンロードする[4]．

　ダウンロードした Excel ファイルにある［**13章　線形混合モデル**］のワークシートである．30 人の健常者を対象として，トレーニングを開始した初回時の握力，1 か月後の握力，2 か月後の握力の差を検定する．

　このデータは［**9章　1要因の反復測定分散分析**］のデータを縦に並べ換えた形式となっている．しかし［**13章　線形混合モデル**］のデータは，［**9章 1要因の反復測定分散分析**］のデータに欠損値を持たせたデータとしている．欠損値は 5 箇所（初回時に 1 人分，1 か月後に 2 人分，2 か月後に 3 人分）ある．

　このデータを SPSS で読み込むと，図 13-3 のようになる．なお，"時期"を表す変数は日本語（文字型）となっている．他の例題では水準名を数字で入力しているものもあるが，SPSS では水準名を文字型にしても解析自体は違いなく可能である[5]．

　線形混合モデルでは，いままでのように反復測定（対応のある）要因のデータを列ごとに並べることはせず，1 元配置分散分析や 2 元配置分散分析のように縦 1 列に並べている（図 13-4）．忘れてはならないのが，被検者を区別する変数（図 13-4 では真ん中の列）の追加である．

4）　Excel 97-2003 形式（拡張子 xls）のファイルは http://peasonal.hs.hirosaki-u.ac.jp/~pteiki/ research/stat3/sampledata.xls からダウンロード．また，SPSS 形式のファイルは http:// peasonal.hs.hirosaki-u.ac.jp/~pteiki/research/stat3/sampledata_SPSS.zip からダウンロード 可．

5）　いかなるデータでも，なるべく数値に置き換えるべきだが，ここでは第 9 章のデータと照合できるようにするために，敢えて文字型で入力している．本来は，数字にして解析した方がよい．

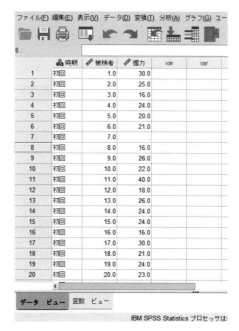

図 13-3　Excel データを SPSS に読み込む

●線形混合モデルのデータ形式

●反復測定分散分析のデータ形式

	⬜ 握力初回	⬜ 握力1ヶ月	⬜ 握力2ヶ月
1	30.00	33.00	34.00
2	25.00	28.00	27.00
3	16.00	16.00	21.00
4	24.00	21.00	26.00
5	20.00	22.00	22.00

ここは時期の3水準を表す　　　　データは1列に縦に並べる

被検者（ここでは1〜5）を表す変数を設ける．初回，1ヶ月後，2ヶ月後の水準なので，3回繰り返す．この被検者データ列が無ければ1元配置分散分析のデータ形式となる．

図 13-4　データ形式の特徴

参考までに，ダウンロードした Excel ファイルの後半のシートに，各章に対応した混合モデルによる解析用に変換したデータを掲載している．

② 線形混合モデルの解析の手順

SPSS を用いた線形混合モデルによる解析の手順

● メニューから図 13-5 を参照して①［分析］→②［混合モデル］→③［線形］のように選ぶ．

● 図 13-6 の［線形混合モデル：被験者および反復測定の定義］ダイアログボックスで，"被検者"をクリックして，①［矢印］ボタンで［被験者］ボックスに移動．

● 要因の変数（ここでは"時期"）をクリックして選び，②［矢印］ボタンで［反復測定］ボックスに移動．

● ［反復測定共分散］の右にあるプルダウンメニューから③［複合シンメトリ］を選び，④［続行］ボタンをクリックする．
　● ［複合シンメトリ］については，§13.4 の補足解説を参照．

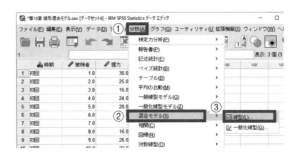

図 13-5　メニューの選択

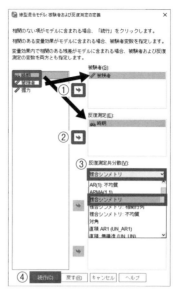

図 13-6　［線形混合モデル：被験者および反復測定の定義］ダイアログボックスの設定

● 図 13-7［線形混合モデル］のダイアログボックスで，差を見たい変数 "握力" をクリックし，⑤［矢印］ボタンで［従属変数］ボックスへ移動，反復測定の要因 "時期" を⑥［矢印］ボタンで［因子］ボックスへ移動する．

● その後，⑦［固定］ボタンをクリック．

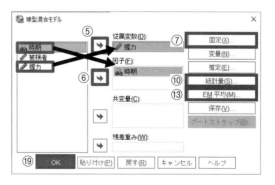

図 13-7　［線形混合モデル］ダイアログボックスの設定

- 図13-8の［線形混合モデル：固定効果］ダイアログボックスのところで，［因子と共変量］ボックスの"時期"をクリックして⑧［追加］ボタンで右の［モデル］ボックスへ移動する．⑨［続行］ボタンをクリックする．

- 図13-7［線形混合モデル］のダイアログボックスに戻るので，⑩［統計量］ボタンをクリックする．

- 図13-9の［線形混合モデル：統計量］ダイアログボックスで，⑪と同じところにチェックを入れ，⑫［続行］ボタンをクリックする．

- 再び図13-7［線形混合モデル］ダイアログボックスへ戻るので，⑬［EM平均］ボタンをクリックする．

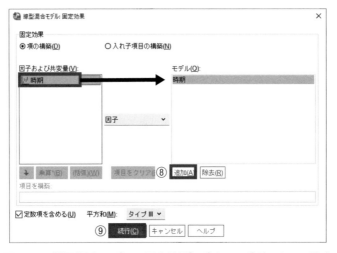

図13-8　［線形混合モデル：固定効果］ダイアログボックスの設定

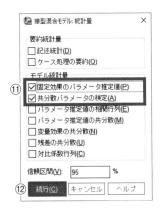

図 13-9　［線形混合モデル：統計量］ダイアログボックスの設定

● ここからは多重比較法の設定である．図 13-10 の［線形混合モデル：EM 平均］ダイアログボックスが現れるので，［因子と交互作用］ボックスの "時期" をクリックし，⑭［矢印］ボタンで［平均値の表示］ボックスへ移動する．

● ⑮［主効果の比較］にチェックを入れ，⑯［信頼区間調整］で［Bonferroni］を選ぶ．⑰［参照カテゴリ］は，どの水準を基準として差を見るかの指定であるが，通常は［なし（すべてのペアごと）］を選ぶ．⑱［続行］をクリック．

● 図 13-7 に戻るので，⑲［OK］ボタンをクリックする．

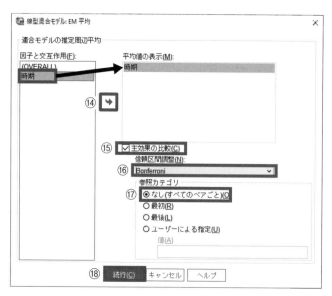

図13-10　［線形混合モデル：EM平均］ダイアログボックスの設定

線形混合モデ▶
ルによる解析
の結果の解釈

結果は以下の通り.

- 図13-11 ①が，固定要因（ここでは"時期"）の主効果の有意性を表す．
  ここで$p<0.05$なら②へ，pが0.05以上ならば，有意な差はないとして終了
  する．
  - この結果では，$p \fallingdotseq 0.000$なので，"時期"によって握力に有意な差があ
    る（$p<0.01$）と判断する.

ボンフェロー▶
ニ法の結果の
解釈

- 図13-11 ②を見ると，水準どうしの差が出力されている．これはボンフ
  ェローニ法による結果である．
  - 欠損値が存在するときは，欠損値の補正も行うため，単純に対応のある
    t検定を行ってボンフェローニ補正を行ったという結果とはやや異なる．
  - ここの結果では，初回と1か月後で$p<0.05$（$p=0.042$），初回と2か月
    後で$p<0.01$（$p \fallingdotseq 0.000$），1か月と2か月で$p<0.01$（$p=0.008$）といっ

た有意な差があると判断できる.

● 前章までの反復測定分散分析よりも，操作は煩雑であるが結果の読み方は
シンプルである.

固定効果のタイプⅢ検定[a]

ソース	分子の自由度	分母の自由度	F 値	有意
切片	1	29.021	494.302	.000
時期	2	52.138	16.296	.000

a. 従属変数: 握力。

① 固定因子に関する差の検定
これが $p<0.05$ なら固定因子である"時期"
による握力に有意な差があるので, ②の
多重比較法を行う.
p が 0.05 以上なら, "時期"による有意な差は
ないとして, 解析終了

② 多重比較法の結果

ペアごとの対比較[a]

(I) 時期	(J) 時期	平均値の差 (I-J)	標準誤差	自由度	有意[c]	95% 平均差信頼区間[c] 下限	上限
1ヶ月後	2ヶ月後	-1.297[*]	.412	52.172	.008	-2.315	-.278
	初回	1.020[*]	.400	52.108	.042	.030	2.011
2ヶ月後	1ヶ月後	1.297[*]	.412	52.172	.008	.278	2.315
	初回	2.317[*]	.406	52.138	.000	1.312	3.321
初回	1ヶ月後	-1.020[*]	.400	52.108	.042	-2.011	-.030
	2ヶ月後	-2.317[*]	.406	52.138	.000	-3.321	-1.312

推定周辺平均に基づく

*. 平均値の差は .05 水準で有意です。

a. 従属変数: 握力。

c. 多重比較の調整: Bonferroni。

図 13-11　線形混合モデルの解析結果

§13.3 その他の線形混合モデル

　冒頭でも述べたが，様々な反復測定分散分析に適用したデータに対して，線形混合モデルを適用することができる．以降では，簡単にその設定の方法を説明する．

① 2要因に対応のある（反復測定）データの場合（第10章の例）

　ここでは第10章で挙げたデータ例（**表6-1d**のデータ）に対して，線形混合モデルを適用する．2要因以上でも同じ手順となる．

**SPSSを用い▶
た2要因の
反復測定デー
タに対する混
合モデルの解
析手順**

● データ形式は，**図13-4**にならって，数値データを縦1列に並べ，その他に対応のある要因に相当するデータ列を2つ以上作り，被検者を表すデータ列を追加する．Excelファイルのワークシート［**10章のデータを線形混合モデル形式に並び替えた場合**］となる．

● **図13-5～7**まで同じ手順で行うが，**図13-6**の②［矢印］ボタンで［反復測定］ボックスに，対応のある要因を複数個移動する点と，**図13-7**の⑥［矢印］ボタンで対応のある要因を複数個［因子］ボックスへ移動する点に気をつける．

● あとは**図13-8**で，たとえば"時期"と"測定側"の要因だとすれば，2つ選んで交互作用項を含む"時期"，"測定側"，"時期＊測定側"の3つを入れればよい．

● 結果の解釈は§13.2と同様であり，面倒ではない．交互作用が有意となった場合は，各要因の水準別で§13.2のように再度解析する．

② 分割プロットデザインのデータの場合（第11章の例）

SPSS を用い▶ た分割プロットデザインに対する混合モデルの解析手順

　第11章で挙げたデータ例（**表6-2a**のデータ）に対して，線形混合モデルを適用する場合は，やや複雑となる．

● データ形式は Excel ファイルのワークシート［**11章のデータを線形混合モデル形式に並び替えた場合**］となる．

● **図13-5** に従ってクリックし，**図13-12** のように設定する．群分けする（対応のない）要因，ここでは"年代"を［被験者］ボックスに入れておく．［続行］ボタンをクリックする．

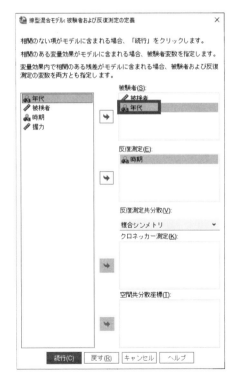

図13-12　分割プロットデザインに対する線形混合モデルの設定1

- 図 13-13 のように群分けする要因 “年代” を① ［因子］ ボックスに入れる.

- 図 13-13 の② ［固定］ ボタンをクリックし, 新たに出てくる図 13-14 ［線形混合モデル：固定効果］ ダイアログボックスで③ ［因子および共変量］ ボックスから “時期” と “年代” の 2 変数を Ctrl キーを押しながら同時に選択し, ④の ［追加］ ボタンで右の ［モデル］ ボックスへ移動する[6]. その後に, ⑤ ［続行］ ボタンをクリックする.

- その他の設定は図 13-9, 図 13-10 （ただし⑭矢印ボタンで ［平均値の表示］ ボックスへ 2 つの変数を移動する） と同じで, 変数が増えるだけである.

- 結果の読み方も変数が増えるだけで, 上述した例題の結果と同様である.

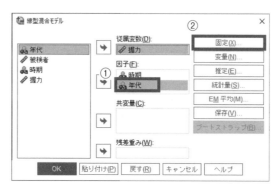

図 13-13　分割プロットデザインに対する線形混合モデルの設定 2

6）　変数が 3 つ以上の場合でも同様だが, 1 次の （変数 A＊変数 B のような） 交互作用項だけで構成してよい. 2 次以上の （変数 A＊変数 B＊変数 C のような） 交互作用項を入れても解釈が煩雑になるだけなので （理論的には間違っているわけではない）, 1 次までで止めておくべきだろう. モデルにおいて, この交互作用項を無視することをプーリング ［→§4.2 の①(8) (p.79)］ という.

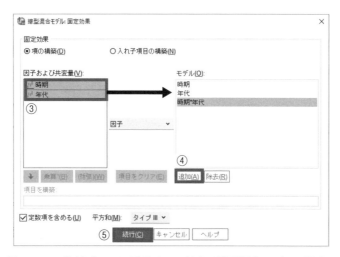

図13-14　分割プロットデザインに対する線形混合モデルの設定3

● 交互作用項が有意（$p < 0.05$）であれば，各群（ここの例題では60歳代群，70歳代群，80歳代群）に分けて1要因の反復測定分散分析のデータ形式で，線形混合モデルを適用する．この対処は，第11章と同じである．

③ 共変量が存在するデータの場合

SPSSによる▶ 共変量が存在する場合の線形混合モデルの解析手順

ここでは共変量が存在する場合の線形混合モデルによる解析法を説明する．

● Excelシート［第13章 13.3節　共変量のある線形混合モデル］のデータを例題とする．握力値が測定の"時期"ごとに異なるか，共変量である"歩行速度"も握力の差に影響を及ぼすかどうかを調べる．

- 図13-5のように選び，図13-6も同様に設定する．

- 図13-15で，［従属変数］や［因子］の設定は図13-7と同様だが，
  ①［共変量］ボックスに共変量の変数を入れる．②［固定］ボタンをクリック
  ク．

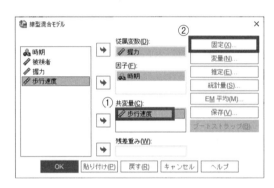

図13-15　共変量が存在するデータに対する線形混合モデルの設定1

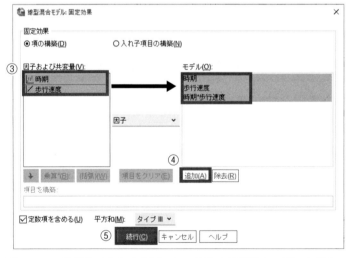

図13-16　共変量が存在するデータに対する線形混合モデルの設定2

- 図 13-16 で，③［因子と共変量］ボックスから要因である"時期"と，共変量である"歩行速度"の 2 変数を Ctrl キーを押しながら同時に選択し，④［追加］ボタンで右の［モデル］ボックスへ移動する．⑤［続行］ボタンをクリック．

- その他の設定は図 13-9，図 13-10 と同様である．

- 結果は，図 13-17 の表を参照する．①［時期＊歩行速度］は，交互作用なので回帰の平行性の検定を意味する．

- 図 13-17 ①が有意なとき（$p < 0.05$）は，回帰の平行性が仮定されない．その際には，共変量を解析から除外する ［→第 12 章］．
  - ここでは，①は有意ではない（pが0.05 以上）ため，次の②，③を見る．

- 図 13-17 ②は共変量"歩行速度"の傾きの有意性である．これが有意であれば歩行速度は握力の時期による差に影響を及ぼすことになる．
  - この結果では②は有意ではない（pが0.05 以上）．したがって，共変量を考慮する必要が無くなる．

- 図 13-17 ③は"時期"による握力の差を検定している．ここが有意（$p < 0.05$）であれば，"時期による差がある"となり，その後，ボンフェローニ法の結果を参照する．
  - ここの結果では，有意ではない（pが0.05 以上）．結局，いずれも影響を及ぼさないということになる．

③ ここは時期の差の検定結果．$p < 0.05$ なら，ボンフェローニの方法の結果を見る

固定効果のタイプⅢ検定[a]

ソース	分子の自由度	分母の自由度	F 値	有意
切片	1	63.959	45.380	.000
時期	2	52.419	10.412	.000
歩行速度	1	66.443	6.974	.010
時期 * 歩行速度	2	58.894	11.341	.000

a. 従属変数: 握力。

② ここは歩行速度（共変量）の傾きの検定結果（①が p が 0.05 以上であれば有意性を判断できる）．$p < 0.05$ なら，歩行速度は有意に影響することになる．

① ここは回帰の平行性検定の結果．$p < 0.05$ なら，時期によって傾きが異なる

図 13-17　共変量が存在するデータに対する線形混合モデルの解析結果

§13.4　補足解説

① 反復測定分散分析か？　線形混合モデルか？

● 一般的には未だ反復測定分散分析が頻繁に用いられている．

● 線形混合モデルという用語は，一部の学術分野を除いて，滅多に見ることも聞くこともないだろう．

- しかし，線形混合モデルは強く推奨されている．可能な限り，線型混合モデルを使用すべきであるという意見が多い[7][8]．
  - 欠損値があれば反復測定分散分析の結果と線形混合モデルによる解析結果は当然異なるが[9]，欠損値の存在しないデータに対しての両者の結果は，ほぼ同一となる．

- 理論的な根拠はないが，①欠損値が存在しないとき，または②標本の大きさ n が十分大きく，わずかな欠損値例が解析から除外されても支障がないと見なされるとき[10]，③検定の結果であきらかに有意差（$p < 0.01$）または有意ではない状態（p がかなり大きい）だったときは，どちらの手法を用いても，さほど問題にはならないと考える．
  - 現状では，①未だ反復測定分散分析が使用されていること（しかも線形混合モデルによる解析結果と大差ない），②線形混合モデルを解析できる統計ソフトが少ないことも併せて，絶対に線形混合モデルを使用すべきであると強く推奨はできない面もあるが……．

- どちらを用いるべきか？　という問いに対しては，できる限り線形混合モデルを使用するべきであろう，としかいえない．
  - 本章で紹介した方法以外にも線形混合モデルとして解析する手法が存在する．また，統計ソフトによっても若干結果が異なったりする．
  - この方法が絶対に正しいとは確立していない現状であるために，本書では強く推奨はできない．

7）Vickers AJ: Analysis of variance is easily misapplied in the analysis of randomized trials: a critique and discussion of alternative statistical approaches. Psychosom Med. 67(4): 652–655, 2005.

8）Gueorguieva R, Krystal JH: Move over ANOVA: progress in analyzing repeated-measures data and its reflection in papers published in the Archives of General Psychiatry. Arch Gen Psychiatry 61(3): 310–317, 2004

9）反復測定分散分析で欠損値のある対象者は，解析から除外されるため．

10）明確な判断基準は存在しないので，かなり主観的な意見となるが……．

② ノンパラメトリックな手法は存在するか？

- ノンパラメトリックな手法は存在しない.

- 欠損値を補って検定する手法は存在しない.
    - したがって，代わる手法はない.

- どうしてもノンパラメトリックな方法を用いたいのであれば，欠損値のある対象を除外して，第9章〜第11章に従った反復測定による分散分析で解析するしか方法はないだろう.

③ 誤差の分散共分散構造（反復測定共分散）について

複合シンメト▶
リとは？

- 図13-6③では，複合シンメトリ[11] という聞き慣れない用語が出てきた.
何が何やらさっぱり理解できないかもしれない.

- その他にもいろいろと選択できるが，そもそもこれが何であるか？
    - 被検者（変量要因）の誤差の分散共分散構造を，どのように仮定するかというものである.
    - 実際のデータに応じて変わるものである.

- したがって，どれを選んだらよいか？　という疑問はわくが，確定した意見はない.
    - つまり，ケースバイケースである. そういわれると，ますます訳がわからなくなる…….

---

11) 複合対称性　compound symmetry というときもある

- 本書では複合シンメトリを用いた報告が多いという理由だけで使用しているが，これも正しいかどうかは，はっきりといえない現状である．

  - 実は複合シンメトリを選んだ場合，球形性を仮定［→§9.3の①（p.205）］していることになる．複合シンメトリは，測定値のバラツキが一定で，水準間の関係も一定であることを仮定している．ということは，通常の反復測定分散分析と変わりがない……．

  - 実際に線形混合モデルの解析結果と第9章で紹介した反復測定分散分析の結果は一致する．

- 線形混合モデルでは，この誤差の分散共分散構造を様々に変えて，適するものを選ぶところに大きな特徴がある[12]．ゆえに球形性が仮定できないときでも対応できるのである．

  - 球形性が仮定できるなら，複合シンメトリでよいだろう．しかしまた"球形性"といわれると，面倒なことが必要になるのか，と考えるだろう．

- 実際の解析では図13-6③のところを，いろいろと変えて解析し，下に述べる適合度を比べる方法もよいだろう．しかし，これも絶対的な方法ではない．

  - SPSSでは［複合シンメトリ：相関行列］や［複合シンメトリ：不均質］，［直積：複合シンメトリ（UN_CS）］もある．

  - このほかに［無構造］（自由な推定）を奨める場合もある．また，［Huynh-Feldt］（球形性の構造）なども試してみる[13]．

  - ［対角］は使用しなくてよいだろう．［AR（1）］は，時系列のデータに適するといわれる．

---

12) いくつかのモデルを作って，比較するという点で回帰分析に似ている．
13) 要は，何が正しくて何が間違っているのか，はっきりしていないというのが正直なところである．

- 適合度の指標としては，本章の線型混合モデルで解析したときに同時出力される**赤池情報量基準 AIC** を参照する（図13-18）．この値が小さいモデルほど適合しているということになる．

- ただし，上述した手順は確定した方法ではないため，あくまで1つの案として捉えて欲しい．解析結果を公表する際には，誤差の分散共分散構造を何にしたのかを明記しておくべきであろう．
  - 現状では，何が正しくて何が間違っているとはいい切れない．

情報量基準[a]

-2 制限された対数尤度	415.391
赤池情報基準 (AIC)	419.391
Hurvich and Tsai 基準 (AICC)	419.545
Bozdogan 基準 (CAIC)	426.180
Schwarz's Bayesian 基準 (BIC)	424.180

情報量基準は、「小さいほど良い (smaller is better)」形式で表示されます。

a. 従属変数: 握力。

図13-18　解析によって出力される赤池情報量基準

④ 欠損値について

- 欠損値を補う方法は，いくつか提案されている．

  ① 欠損を持つ対象の平均値を代入する方法
  ② 欠損の該当する水準の平均を代入する方法
  ③ 欠損を持つ対象の中央値を代入する方法
  ④ 欠損の該当する水準の中央値を代入する方法
  ⑤ 欠損を持つ対象の最小値を代入する方法

⑥ 有効な効果を証明する解析であれば，欠損を持つ対象の最も不利益な値（例えば血圧なら最大値，筋力向上の効果を見る研究なら筋力の最小値など）を代入する方法

⑦ 全対象の回帰分析による値の推定値の代入

⑧ 欠損の生じている対象のデータで回帰分析を行い，欠損の生じている水準を推定値で補う方法

● 上記はそれぞれ一長一短があり，どの方法が一般的とか，妥当といった意見は述べられない．

多重代入法とは？ ▶ ● 現状では，**多重代入法 multiple imputation**（Rubin, 1987）が有効である．

  ● しかし，安易に欠損値を埋めるということは，推奨できない．なぜ欠損値が生じるか，本当にランダムか，欠損の生じる対象の性格なども執拗に探索して，原因が特定できないようなら，上述の方法を検討すればよい．

  ● また，欠損値が多過ぎるデータであれば，そもそもの研究計画を再考する必要もある．

● 欠損値のあるデータに対して線形混合モデルを適用したから絶対に大丈夫である，という意味ではない．いかなるときでも欠損値はランダムに生じていなければならない．

  ● 欠損値に何らかのルールがあるのであれば，統計解析以前の問題である．

● 線形混合モデルは欠損値があるときに適用するかのような記述となってしまったが，それだけがメリットではないことにも留意されたい．

第 13 章のまとめ

本章では，線形混合モデル解析手法を解説した．

- ☐ 線形混合モデルとは何か？
- ☐ 反復測定分散分析と何が異なるのか？
- ☐ どのような手順で解析するか？

線形混合モデルについては，広く普及しているとはいい難い現状であり，何が正しくて何が間違っているかを明確にいえない．今後の発展に期待される手法である．

索 引

おわりに

　本書の原稿執筆に取り掛かりましたのは，桜の花が咲く頃でした．始めは要領を得ないところも多く，関係者の方々にはお手を煩わせてしまいながら，何とか終えることができました．現在，辺りはすっかり雪景色へと変わりました．今年は例年以上の雪の多さで，こちら弘前市では積雪153cmを記録し，観測史上最高だということです．ちなみに，同じ青森県内の温泉地，酸ヶ湯では積雪560cmを越え，全国最高記録を更新してニュースでもわりと大きく取り上げられていました．

　私の主観的な感覚では，これまでおおよそ5〜6年に1回の周期で雪が多くなり，その他は平年並み（とは言っても数十cmに及びますが）であると記憶していました．昨年度の冬も非常に雪が多かったですので，2年連続で大雪なんて稀ではないかと憤慨していたのですが，実際はどうなのか調べてみることにしました．1995年〜2011年までの弘前市の積雪量に関するデータがWeb上に公開されており，グラフで表してみましたところ，私の主観的な記憶とはちょっと違い，5〜6年のうち雪の多い年が2年続く周期を繰り返していました．稀なことが起こっているかどうかは，今後の経過も見なければ判断できません．周期性に従って，来年は雪の少ない年になるのを期待するばかりです．

　気象に関する知識は乏しいですので，その周期性がもつ専門的な意味はわからないですが，おそらく“単なる年数の経過”というよりは，背景となるいろいろな現象の変化が関わって，つまり“交絡因子”の存在があって積雪量が決まっているのでしょう．
積雪量に限らず，私たちの身の回りで起こるあらゆる現象では，単純明快に1つの因子の影響だけで説明できるものというのは，かなり少ないのではないでしょうか．実験データにしても，ほとんどの場合は様々な要因の影響を受けたものが数値として表れていると思います．そう考えますと，数値にはたくさんの情報が潜んでいるといえます．その背景を十分に

押さえているかどうかで，いかにデータを活かせるか価値も変わってくるはずです．

もちろん，関与するすべての要因を特定するというのは難しい話ですし，たとえ多くの要因を把握できてもデータをとるときにそれらのすべてを考慮した設定を実現できるかどうかという問題も起こるかもしれません．しかし，十分とはいえない中でもできる限りの策を練ることで，データのもつ顔が一方向から見た平面的なものではなく，少しでも立体的なものに見えてくるのではないかと考えています．

　では，現実的にどう考えて，どう対処するか？　本書によりまして，わずかばかりでもそんな疑問に対するヒントを見つけていただけますと幸いです．

2013 年 2 月

石田　水里

おわりに（第2版）

　度々行われている SPSS のバージョンアップに伴い，操作説明に関する部分などを中心に更新した第2版が出版される運びとなりました．初版が発行された2013年，あらためて当時執筆した『おわりに』を見直してみましたところ，どうやら弘前市では例年以上に雪が多い年となり観測史上最高の積雪 153cm を記録した，という状況であったようです．その後8年間の様子は…，雪が多かったのか少なかったのかまったく思い出せず，またも Web 情報を頼りとしました．

気象庁の公式 Web サイト[1] には 1983 年から 2020 年までの最深積雪（積雪量の年間最大値）や降雪量の年間合計のほか，気温や風速に関する各種情報などが公開されています．せっかくなので，各データの推移や変数どうしの関係性などについて，相関や重回帰分析を適用してみたりと探ってみました（残念ながら本書の主役である分散分析の適用までは至りませんでした）．もし，変数どうしで因果関係を仮定するならば，原因と結果に該当するのはどの変数になるのか，ふと考えてみると，最深積雪と降雪量の年間合計との違いもよく理解していませんでした．「積雪」とは自然の状態で積もったある時点の雪の深さ，「降雪」とはある時間内に積もった雪の深さであり，積雪計で計測された積雪量をもとに，ある2つの時点での差分として単位時間分の降雪量が求められるのだそうです[2]．ごく短い刻みで見れば積雪量と降雪量には単純な関係が成り立つでしょうが，1年間での経過が反映されるのならば，降雪量の年間合計に対して気温など多くの条件による影響を受けた結果として残っている雪の状態が集計の最終時点での積雪量となるということでしょうか．とすると，最深積雪

1） https://www.data.jma.go.jp/obd/stats/etrn/view/annually_a.php?prec_no=31&block_no=0166&year=&month=&day=&view=

2） https://weathernews.jp/s/topics/201711/290155/

は様々なタイミングで記録されるので，降雪量の合計との関係を知るには期間を考慮しなければならない気もしてきました．いずれにせよ素人考えの域を出ませんので，正解は不明のままです．

　話がだいぶ横道にそれました．もともと知りたかった 2013 年以降の雪に関する情報は，2015 年に最深積雪 140cm まで達したもののその後は 100cm 以下で推移しており，153cm の記録は更新されていませんでした．降雪量の合計を併せて見ても，2013 年以降は雪が少なかったのだと結論付けられました．とりとめのない話となりましたが，身近な出来事も，データとして関係性を考えてみるのもなかなか面白いものです．

2021 年 3 月

石田　水里

■著者紹介

対馬 栄輝
（つしま えいき）

医学博士，理学修士，理学療法士，運動器専門理学療法士

2000 年　弘前大学 大学院 理学研究科 情報科学専攻（統計学，データ解析学）修了
2006 年　弘前大学 大学院 医学研究科（公衆衛生学講座）修了
現　在　弘前大学 大学院 保健学研究科 総合リハビリテーション科学領域（教授）
著　書　『医療系研究論文の読み方・まとめ方』（2010，東京図書）
　　　　『よくわかる医療統計』（2015，東京図書）
　　　　『SPSS で学ぶ医療系データ解析　第 2 版』（2016，東京図書）
　　　　『SPSS で学ぶ医療系多変量データ解析　第 2 版』（2018，東京図書）
　　　　『R コマンダーで簡単！医療系データ解析』（2021，東京図書）
著者 WEB　http://personal.hs.hirosaki-u.ac.jp/~pteiki/

石田 水里
（いしだ みずり）

工学博士，理工学修士，理学療法士，専門理学療法士（基礎）

2010 年　弘前大学 大学院 理工学研究科 安全システム工学専攻 修了
現在　弘前大学 大学院 医学研究科 ウォーターヘルスサイエンス講座（助教）

●カバーデザイン＝高橋敦（ロングスケールデザイン）

医療系データのとり方・まとめ方 第 2 版
——実験計画法と分散分析

2013 年 5 月 25 日　第 1 版第 1 刷発行
2021 年 6 月 25 日　第 2 版第 1 刷発行

著　者　対馬栄輝・石田水里

発行所　**東京図書株式会社**

〒 102-0072　東京都千代田区飯田橋 3-11-19
振替 00140-4-13803　電話 03（3288）9461
URL http://www.tokyo-tosho.co.jp/

ISBN 978-4-489-02361-3